软性接触镜新技术新进展

（第5版）

主　编　谢培英

北京大学医学出版社

RUANXING JIECHUJING XINJISHU XINJINZHAN
（DI 5 BAN）

图书在版编目（CIP）数据

软性接触镜新技术新进展 / 谢培英主编 . —5 版 .
—北京：北京大学医学出版社，2020.6
ISBN 978-7-5659-2176-6

Ⅰ . ①软…　Ⅱ . ①谢…　Ⅲ . ①角膜接触镜　Ⅳ .
① R778.3

中国版本图书馆 CIP 数据核字（2020）第 047444 号

软性接触镜新技术新进展（第 5 版）

主　　编：谢培英
出版发行：北京大学医学出版社
地　　址：（100083）北京市海淀区学院路 38 号
　　　　　北京大学医学部院内
电　　话：发行部 010-82802230；图书邮购 010-82802495
网　　址：http://www.pumpress.com.cn
E-mail：booksale@bjmu.edu.cn
印　　刷：北京金康利印刷有限公司
经　　销：新华书店
责任编辑：张李娜　责任校对：靳新强　责任印制：李　啸
开　　本：787 mm×1092 mm　1/32　印张：6.125
字　　数：120 千字
版　　次：2020 年 6 月第 5 版　2020 年 6 月第 1 次印刷
书　　号：ISBN 978-7-5659-2176-6
定　　价：65.00 元

13 软硬结合性接触镜的发展和临床应用

软硬结合性接触镜（SynergEyes 的 Hybrid）是一种中央是硬性接触镜、周边是软性接触镜材料的混合性接触镜，因为中央由硬性材料生产而成，所以其光学性质的优势更多地表现了硬性接触镜（RGP）的特点；而周边是软性接触镜材料，又兼顾了软性的舒适性特点。而 RGP 材料设计的镜片是圆锥角膜或透明边缘角膜变性等引起的不规则角膜散光的标准治疗方案，鉴于圆锥角膜是非炎性、非对称性、进行性膨胀的不规则近视散光及视力减退的原发性变性疾病[1-2]，所以，RGP 材料也是圆锥角膜视觉矫正的一种选择。SynergEyes 软硬结合性接触镜是不能耐受或不能配戴 RGP 的圆锥角膜患者在选择手术治疗前重建视力的较佳选择[3]，所以它也适合于圆锥角膜的屈光矫正临床应用；同时，为放射状角膜切开术、准分子激光屈光手术后，角膜移植术，其他不规则角膜形态等方面的临床屈光矫正也提供了一种创新的选择方式。以下围绕软硬结合性接触镜进行阐述。

prism paradox. Contact Lens Spectr，1992，7：52-54.
[47] Forister JF，Chao J，Khy K，et al. Predicted tear layer oxygen tension under two designs of silicon hydrogel toric lenses. Contact Lens Anterior Eye，2008，31（5）：228-241.
[48] Brennan N，Coles C. Overnight corneal swelling with a silicon-hydrogel（Balafilcon A）toric lens. Am Acad Optom，2004，81（12S）.

第三篇　功能性软镜的临床应用

for Astigmatism ROC-2-16-016，2016-12-13.

[23] Data on file，Bausch and Lomb. Bausch and Lomb Ultra for Astigmatism ROC-2-16-016，2017-01-12.

[24] Data on file，Bausch and Lomb. Statistical Analysis of Bausch + Lomb ULTRA® for Astigmatism Lenses Challenge Patient Survey，2017-08-30.

Durability of a Novel Silicone Hydrogel Material. Global Specialty Lens Symposium，2015.

[11] Ipsos OTX，Ipsos Gobal@dvisor. Socialogue：If You're Awake，Chances Are You Are Well-Connected.（2014-07-21）[2018-11-06]. http://www.ipsos-na.com/news-polls/pressrelease.aspx?id=5725.

[12] Kadence International. Exploring Contact Lens Drop-Off. 2013：1-27.

[13] Crnovrsanin T，Wang Y，Ma KL. Stimulating a blink：Reduction of eye fatigue with visual stimulus. CHI 2014：One of a CHInd-Conference Proceedings，32nd Annual ACM Conference on Human Factors in Computing Systems. Association for Computing Machinery，2014：2055-2064.

[14] Hovinga K，Ludington P，Merchea M，et al. Preventing Dehydration Blur. Contact Lens Spectrum Special Edition，2014：39-42.

[15] Jeffery S，William R，Robert S，et al. Use of a novel extended blink test to evaluate the performance of two polyvinylpyrrolidone-containing，silicone hydrogel contact lenses. Clinical Ophthalmology，2018，12：819-825.

[16] Data on file，Bausch and Lomb. Bench-top wavefront measurement comparison of samfilcon A single vision lenses to competitor daily disposable single vision products，2018.

[17] Cox lG，Kingston AC，Vogt A. Wavefront aberrations of the human eye：a large population sample. Contact Lens and Anterior Eye，2011，34（S1）：S32.

[18] Piers PA，Manzanera S，Prieto PM，et al. Use of adaptive optics to determine the optimal ocular spherical aberration. J Cataract Refract Surg，2007，33（10）：1721-1726.

[19] Data on file，Bausch and Lomb. Blink pattern considerations during the development of Bausch and Lomb Toric lenses，2016.

[20] Data on file，Bausch and Lomb. Ultra for Astigmatism design description，2016.

[21] Data on file，Bausch and Lomb. Summary of Ultra for Astigmatism orientation and axis markings，2016.

[22] Data on file，Bausch and Lomb. Bausch and Lomb Ultra

参考文献

[1] Tighe B. Trends and Developments in Silicone Hydrogel Materials. (2006-09-06)[2018-11-06]. http://www.siliconehydrogels.org/editorials/sep_06.asp.

[2] Szczotka-Flynn L. Looking at silicone hydrogels across generations. (2008-05-01)[2018-11-06]. https://www.optometricmanagement.com/issues/2008/may-2008/looking-at-silicone-hydrogels-across-generations.

[3] Sweeney D. Silicone Hydrogels: The Rebirth of Continuous Wear Contact Lenses. Oxford: Butterworth-Heinemann, 2000: 19.

[4] The company website of CopperVision. Aquaform® Technology. (2018-11-06)[2018-11-06]. http://coopervision.com/practitioner/our-products/contact-lens-technology/aquaform-technology.

[5] Hoteling, A, Nichols W, Harmon P, et al. Properties of a Silicone Hydrogel Material with 2-Phase Polymerization Processing. Association for Research in Vision and Ophthalmology Annual Meeting, 2014.

[6] Hoteling A, Nichols W, Harmon P, et al. PVP content of a silicone hydrogel material with dual phase polymerization processing. American Optometric Association Annual Meeting, 2014.

[7] Wygladacz K, Hook D, Steffen R, et al. Breaking the cycle of discomfort. Contact Lens Spectrum Special Edition, 2014: 23-28.

[8] Hoteling AJ, Nichols WF, Harmon PS, et al. Characterization and quantitation of PVP content in a silicone hydrogel contact lens produced by dual-phase polymerization processing. J Biomed Mater Res B Appl Biomater. 2018, 106(3): 1064-1072.

[9] Schaffer J, China P. 16 Hour, bilateral, dispensing clinical evaluation of methacrylamide lenses as compared to Air Optix Aqua, Acuvue Oasys and biofinity lenses. Bausch + Lomb R&D Report, 2013.

[10] Wygladacz KA, Hook DJ. Comparative Surface Smoothness

博士伦
BAUSCH+LOMB

序

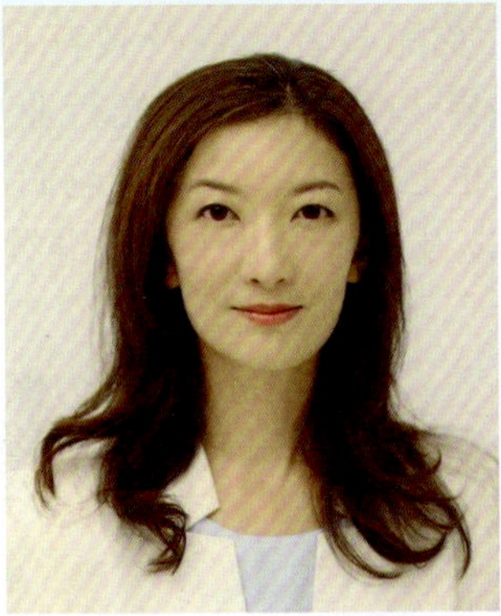

我代表博士伦公司热烈祝贺《软性接触镜新技术新进展》第5版正式出版。这是一本集软性接触镜前沿技术、线上和线下专业验配和规范护理、接触镜安全监控和专业委员会的标准化成果，以及最新临床应用汇编的专业书籍。

《软性接触镜新技术新进展》15年来共发行了5版，帮助我们数十万的行业从业人员从中受益，也得到了眼视光学专家的高度评价和支持，对行业的健康发展发挥着重要的指导和参考作用。2019年，随着国家近视防控国策的落实，接触镜作为近视防控的一项有效手段，本书的推出将具有更深远的意义。在此，特别感谢以谢培英教授为首的各位专家编委和老师们的辛劳付出。

博士伦作为一家有160多年历史的全球视力保

健公司，进入中国市场已30多年。博士伦不仅致力于研发高科技、更优质的视力保健产品，也始终以注重专业、强化教育为己任，持之以恒地投入到对行业从业人员及配戴者的普及教育和深度教育中，坚持与社会各界携手推动眼视光行业更加快速健康发展。博士伦也必将与中国的同道们一起为实现近视防控国策，以及人类眼健康大业继续努力奋斗。

博士伦国际视力保健业务副总裁

杨　洋

前言

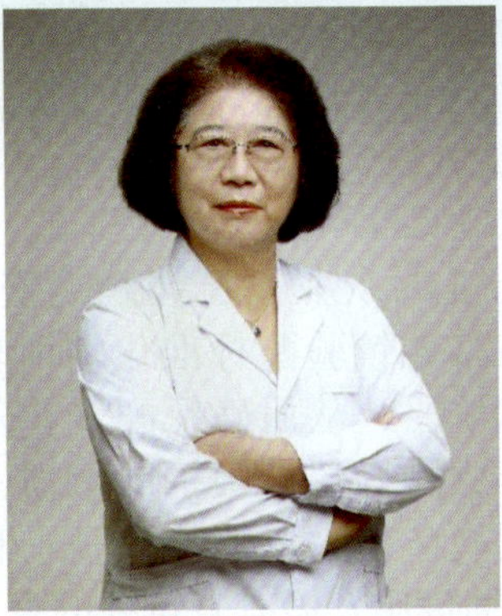

在中国，随着接触镜应用范围的不断扩展，尤其软性接触镜（软镜）配戴者的激增，软镜占据整个接触镜市场约85%的比例，在国内具有普及率高、获取容易、用户众多，而验配及使用不规范等特点。近年来，涉及接触镜近视防控、接触镜专业验配及使用、彩色镜片安全性、软性散光接触镜验配、接触镜规范护理等相关热门话题越发引起行业及配戴者的广泛关注，突显出行业健康发展及接触镜安全健康配戴需要专业的标准和参考依据。

为了实现接触镜安全健康配戴及推动行业的标准化、规范化建设，最早于2015年12月在国际角膜塑形学会亚洲分会和中国女医师协会视光学专委会的共同推动下成立了“全国角膜塑形安全监控委员会”，并开展了大量前期工作；为了更好地提升接触镜安全监控水平，于2018年5月正式成立“中国健康管理协会接触镜安全监控与视觉健康专业委员会”（安监会），目前下属全国安监哨点单位已达119家。博士伦公司作为首批安监哨点单位，积极投身和参与整个接触镜安全监控工作，由安监会与博士伦公司共同起草完成的《软性接触镜安全监控倡议书》《软性接触镜安全监控倡议书·电商版》旨在推进软性接触镜行业从业人员规范化、标准化建设。这对于提升行业内从业人员接触镜安全健康意识、加强从业人员接触镜验配标准化培训教育、提高专业人员的技术水平，从而确保配戴者安全健康使用接触镜，并养成良好的用眼护眼习惯，深度理解贯彻国家对于近视防控大业的相关要求和规定，促进接触镜行业全面健康发展有着重要的意义。

《软性接触镜新技术新进展》一书从2005年至今，已经连续出版至第5版。在该书不断推陈出新过程中，我们根据需求汇同国内眼视光方面的专家反复讨论，广泛听取了来自于各位专家及接触镜厂商的建议和观点，并收录了各位专家在软性接触镜临床应用方面相关的最新专业文章和观点，相信对广大接触镜相关从业人员有一定的指导作用，同时我们也诚恳地希望大家在阅读后能提出宝贵的意见和建议。

博士伦公司为本书的编排出版提供了大力支持，特此表示衷心的感谢。

北京远程视觉视光眼科门诊部　主任
中国女医师协会视光学专业委员会　主任委员
中国健康管理协会接触镜安全监控与
视觉健康专业委员会　主任委员
谢培英

目录

第一篇　共识

1 中国治疗用绷带镜临床应用专家共识（2019年）*

中国健康管理协会接触镜安全监控与视觉健康专业委员会
通信作者：谢培英，北京北医眼视光学研究中心 100027，Email：x60@vip.163.com

【摘要】 近年来我国临床已逐步推广使用治疗用绷带镜。为了促进其合理规范应用，中国健康管理协会接触镜安全监控与视觉健康专业委员会在参考相关文献和结合专家实践经验的基础上，经过多次充分讨论，并汇集中华医学会眼科学分会相关专业学组专家的意见，经过反复函审及修改，针对治疗用绷带镜的临床应用，包括其适应证、禁忌证和使用方法，形成专家共识意见，以供临床医师在工作中参考使用。（中华眼科杂志，2019，55：405-412）

DOI：10.3760/cma.j.issn.0412-4081.2019.06.002

治疗用绷带镜简称绷带镜，是用于保护眼表、辅助治疗角膜及眼表疾病的一种软性接触镜，其具有透氧性高、抗沉淀性能良好以及配戴舒适等特点。

目前，临床常用的绷带镜均采用高透氧性硅水凝胶（silicone-hydrogel）材料制成，可减少因缺氧而引起的角膜水肿、角膜新生血管、结膜充血与炎性反应等并发症[1]。

由于采用了先进的表面处理技术，使镜片具有良好的抗沉淀性，故保证了配戴的舒适性。此外，高透氧性硅水凝胶可有效缓解干眼症状，减轻眼表疼痛和炎性反应，并具有促角膜上皮愈合的作用。

* 该文章已获中华医学会杂志社授权使用

随着绷带镜的推广应用，临床对其适应证、禁忌证、使用方法等存在多种认识和观点。为了促进绷带镜在我国临床的合理规范应用，中国健康管理协会接触镜安全监控与视觉健康专业委员会在参考相关文献和结合专家实践经验的基础上，经过多次充分讨论，并汇集中华医学会眼科学分会相关专业学组专家的意见，经过反复函审及修改，针对绷带镜的临床应用达成以下专家共识性意见，以供临床医师参考使用。

一、绷带镜的辅助治疗作用机制

（一）减缓眼表刺激和疼痛症状

绷带镜可通过覆盖角膜病变区，避免机械摩擦等所致的角膜上皮脱落，防止角膜病变加重，减轻对角膜神经的刺激，缓解眼表病变及手术创面带来的眼痛、异物性刺激等症状[2]。

（二）有助于角膜上皮修复

绷带镜可保护角膜创面，保证角膜上皮细胞稳定增殖、移行和黏附，从而有助于角膜上皮修复。此外，绷带镜也可减少新修复的上皮细胞再次脱落[3]。

（三）角膜保湿作用

绷带镜可结合一定量水分[4]，同时其覆盖在角膜表面可减少角膜表面泪液蒸发，有利于角膜表面保湿并发挥促进角膜上皮细胞修复的作用。此外，连续配戴绷带镜可持续维持眼表的润湿环境，辅助人工泪液等药物治疗。

（四）光学作用

绷带镜覆盖在不规则的角膜表面，可形成光滑的光学表面，减少光散射，在一定程度上提高视觉质量。

（五）药物缓释作用

绷带镜可延长部分药物在眼表的停留时间[5]，具有一定的缓释作用，从而提高药物的生物利用度，增强药物的治疗效果。

二、绷带镜的基本参数

（一）透氧性

接触镜的透氧能力常用透氧系数 Dk 和单位厚度材料的透氧性能（Dk/t）表示。由于临床绷带镜多需要连续过夜配戴，为了减少因缺氧引起的相关并发症，Dk/t 值要求大于 87[6]。目前，我国眼科应用的绷带镜的 Dk/t 多在 87 ～ 130 之间。

（二）含水量

绷带镜含水量应为 24% ～ 50%。一般而言，含水量高的绷带镜对于药物的吸收作用和缓释作用较好，可较长时间维持药物的有效浓度，增强其疗效。

（三）镜片直径

为了保证配戴后绷带镜的镜片具有良好的活动

度、覆盖性和中心定位，临床宜选择较大直径的镜片。目前，临床常用的绷带镜直径为 14.0 ～ 14.5 mm。

（四）镜片厚度

绷带镜中心厚度一般为 0.06 ～ 0.09 mm，以保证配戴后良好的稳定性和舒适性。若以药物吸载和缓释、矫正角膜表面不规则以及遮盖角膜微小穿孔为主要使用目的，一般宜选用厚度为 0.09～0.12 mm 的稍厚镜片。

（五）镜片的基弧

绷带镜常用的基弧为 8.40 mm、8.60 mm 和 8.80 mm。一般情况下，绷带镜镜片的配适应尽量达到中心定位好、镜片上下移动度约在 1.0 mm 为宜。若配适不良，可适当调整镜片的基弧和（或）直径。

三、配戴绷带镜的适应证和禁忌证

（一）适应证

1. 大泡性角膜病变。

2. 各种原因导致的眼睑闭合不全，如眼睑缺损、眼球突出、睑外翻、上睑下垂矫正术后等原因导致的眼睑闭合不全以及麻醉状态下角膜暴露等。

3. 伴有角膜上皮病变的干眼。

4. 神经营养性角膜病变或麻痹性角膜炎。

5. 丝状角膜炎。

6. 持续性角膜上皮缺损　持续角膜上皮缺损一般是指角膜上皮缺损状态持续 2 周以上。

7. 迁延性角膜溃疡。

8. 倒睫。

9. 眼部手术后 ①各类激光角膜屈光手术；②角膜胶原交联术；③角膜移植手术；④翼状胬肉切除手术；⑤羊膜移植术；⑥其他手术，如白内障摘除手术、抗青光眼手术、玻璃体视网膜手术后存在角膜病变等，可以酌情选择配戴。

10. 眼部外伤后 ①角膜化学伤；②角膜擦伤；③微小的角膜穿透伤（排除感染可能性后）等。

提请注意：①绷带镜仅是对症的辅助治疗，不能代替病因治疗；②对于病毒性角膜炎，应谨慎使用。

（二）禁忌证

1. 活动性细菌、真菌及阿米巴原虫等感染性角膜炎或角膜溃疡。

2. 急性结膜炎。

3. 慢性泪囊炎。

4. 无法或不愿遵从医嘱复查者。

5. 对接触镜及其储存液成分过敏者。

四、镜片选择

1. 使用获得国家药品监督管理局批准，可连续配戴的绷带镜镜片。

2. 根据临床需要，选用透氧性较高的硅水凝胶接触镜片。

3. 选用表面湿润性高、抗沉淀性强、舒适性好以及配戴操作简易的镜片。

五、绷带镜的临床应用

（一）大泡性角膜病变

大泡性角膜病变主要是由角膜内皮细胞功能失代偿引起，以角膜基质及上皮水肿、上皮大泡形成为特征。患者眼部常有严重的磨痛及刺激症状。任何导致内皮损伤的因素均可引起该病，其中白内障摘除手术和青光眼为最主要的原因[7]。

绷带镜可避免眼睑对角膜表面的持续摩擦，减少对病损区的刺激，明显减轻眼部症状[8-9]。病变严重者可联合使用高渗滴眼液，帮助减轻角膜水肿，促进大泡吸收。

（二）各种原因导致的眼睑闭合不全

在眼睑缺损、眼球突出、睑外翻、上睑下垂矫正术后或全身麻醉时眼睑闭合不全等情况下，角膜暴露可引起角膜上皮干燥、缺损。在去除暴露因素的同时，联合使用绷带镜，可减少机械刺激，缓解疼痛，维持角膜湿润状态，有利于角膜上皮修复。

（三）伴有角膜上皮病变的干眼

干眼根据泪液缺乏成分分为水液缺乏型、黏蛋白缺乏型、蒸发过强型、泪液动力学异常型以及混合型 5 种类型[10]。中、重度干眼，尤其伴有持续性角膜上皮缺损者，如 Sjögren 综合征[11]、慢性移植物抗宿主病[12]等疾病患者，在药物治疗的基础上，配戴绷带镜可有效缓解眼部不适症状，保持眼表湿润，有利于角膜上皮修复，并在一定程度上改善患者的生活质量。临床实际应用中应注意，部分严重干眼患者无法耐受绷带镜，需要谨慎选择使用。

（四）神经营养性角膜病变或麻痹性角膜炎

常见病因包括病毒感染、炎性反应、外伤、肿瘤以及手术导致角膜神经损伤。由于角膜知觉下降，对外界有害因素的防御能力变弱，角膜上皮修复障碍，临床常表现为角膜上皮脱落、迁延性角膜溃疡等。绷带镜可保护角膜，缓解眼部疼痛和刺激症状，加快上皮愈合速度[13]，以预防角膜溃疡和穿孔。

（五）丝状角膜炎

主要表现为角膜上皮反复的丝状剥脱。许多全身疾病、眼表疾病、眼部药物及手术均会诱发此病。在病因治疗和使用促进角膜上皮修复药物的基础上，联合配戴绷带镜，能够缩短角膜上皮修复的时间[14-15]，减少发生继发性感染的概率。

（六）持续性角膜上皮缺损

在治疗过程中，若角膜上皮缺损超过 2 周未愈合，则称为持续性角膜上皮缺损[16]。绷带镜的应用能够有效缓解眼部疼痛，加速上皮修复，缩短病程[17]。

联合应用自体血清，绷带镜能够有效治愈顽固性角膜上皮缺损[18]。如糖尿病视网膜病变术后持续性角膜上皮缺损患者，配戴绷带镜可减轻疼痛等眼部症状，有利于上皮细胞的修复[19]。但是，应用时应尤其注意继发感染的可能，需要预防性给予抗生素滴眼液，晚间涂抗生素眼胶。

（七）迁延性角膜溃疡

非感染性病因主要包括自身免疫反应、药物毒性、外伤及手术等。常见疾病包括蚕蚀性角膜溃疡、边缘性角膜变性、大泡性角膜病变、泡性角膜炎、春季角结膜炎及可伴有角膜上皮缺损的角膜营养不良等。对于非感染性角膜溃疡者，绷带镜可起到屏障作用，使受损上皮得到保护，缓解眼部疼痛和刺激症状，阻止溃疡扩展和促进溃疡愈合，并具有局部药物缓释功能。

对于感染性角膜溃疡者，只有在感染得到完全控制、组织处于修复愈合阶段，才可在密切随访监控下，慎重使用绷带镜。

（八）倒睫

倒睫可造成持续角膜上皮脱落，患者表现为畏光、流泪、异物感以及眼痛等不适症状，严重者可发展为角膜炎或角膜溃疡。在去除倒睫病因的同时，联合使用绷带镜，可以减轻机械刺激，缓解眼部疼痛，有利于角膜上皮修复。

（九）眼科手术后的应用

1. 激光角膜屈光手术

（1）激光角膜表层切削术，包括准分子激光角膜切削术、准分子激光角膜上皮瓣下磨镶术、微型角膜刀法准分子激光原位角膜磨镶术、经上皮准分子激光屈光性和治疗性角膜切削术等，可在术后常规配戴绷带镜。

（2）准分子激光原位角膜磨镶术，包括采用机械刀及飞秒激光完成的准分子激光原位角膜磨镶术、前弹力层下准分子激光原位角膜磨镶术等，术后早期配戴绷带镜可有效减轻角膜损伤，促进泪膜稳定，缓解不适感[20-21]，故可选择性应用。下列情况特别建议使用：

A. 薄角膜瓣设计的准分子激光原位角膜磨镶术。

B. 术中角膜瓣并发症：如角膜瓣厚度不均匀、纽扣瓣、游离瓣、不全瓣、角膜瓣蒂部过窄。

C. 术毕存在角膜上皮损伤、角膜上皮基底细胞营养不良或手术操作时间过长角膜瓣水肿等情况。

D. 术毕发现眼睑结构或功能异常：眼轮匝肌痉挛、眼睑内翻或外翻、倒睫以及眼睑闭合不全等。

E. 特殊患者：远视手术（尤其光区设定较大者）、角膜外伤修补术后或放射状角膜切开术后再次准分子激光原位角膜磨镶术、需将原角膜瓣揭开完成的增效手术、角膜瓣下上皮植入清除术、角膜瓣移位复位术等术后患者。

（3）飞秒激光辅助的角膜微透镜取出术，包括飞秒激光角膜基质透镜取出术、飞秒激光小切口角膜基质透镜取出术。飞秒激光角膜基质透镜取出术后配戴绷带镜的适应证、使用方法与注意事项同准分子激光原位角膜磨镶术；飞秒激光小切口角膜基质透镜取出术后可选择性配戴绷带镜。下列情况中特别建议使用：

A. 角膜帽缘撕裂。

B. 切口处及非切口处角膜上皮破损。

C. 术中角膜帽穿孔。

D. 行 Circle 模式增效手术后。

（4）使用飞秒激光或机械刀进行的散光性角膜切开术、角膜缘松解切开术，术后建议配戴绷带镜。

2. 其他眼科手术

（1）翼状胬肉切除手术：手术形成的角膜缺损创面和巩膜暴露区可引起明显的疼痛、刺激症状。绷带镜可明显减轻术后刺激症状[22]，促进结膜和角膜上皮修复和创面愈合[23-24]。由于绷带镜对抗生素等药物有良好的通透性，不会影响术后用药的作用。

（2）角膜移植手术：穿透性角膜移植术后，配戴绷带镜可减轻术后早期刺激症状，保护角膜，有利于上皮愈合[25]。尤其在人工角膜移植术后，绷带镜能够减轻角膜干燥引起的上皮缺损、溶解，减缓患者症状并提高手术成功率[26]。

（3）角膜胶原交联手术：在去上皮或跨上皮角膜胶原交联术后，患者可出现明显的眼部疼痛、角膜上皮愈合延迟等情况。绷带镜可减轻疼痛，有利于角膜上皮修复。

（4）白内障摘除手术：对于白内障摘除术后角膜切口较大或切口愈合不良患者，绷带镜可有效减轻炎性反应[27]，并减轻术后不适症状[28]。

（5）抗青光眼滤过手术：在小梁切除术后，绷带镜可缓解眼部异物感，有利于角膜上皮修复及结膜切口愈合[29]。对于有滤过泡渗漏者，绷带镜可促进滤过泡修复，防止渗漏造成的浅前房[30]。

（十）角膜外伤后

1. 化学烧伤　对于化学烧伤患者，绷带镜可保护角膜上皮细胞，防止细胞脱落，促进角膜修复[31]；另一方面，绷带镜可防止睑球粘连、倒睫等对角膜上皮的损伤[32]。对于化学烧伤后有睑球粘连倾向者，绷带镜宜选择直径较大、厚度较厚、透氧性高的硅水凝胶镜片[33]。

2. 角膜擦伤和穿透伤　对于角膜伤口较小（长度＜2 mm）、闭合尚可、创口清洁且没有眼内容物嵌顿的角膜穿透伤，绷带镜可替代手术缝合，避免缝线刺激，减少瘢痕形成，有利于视力恢复。根据伤口愈合情况，可在 7 ～ 15 天内连续过夜配戴绷带镜。若伤口较大或为不规则伤口，在缝合术后也可酌情配戴绷带镜，减少缝线刺激症状[33]。但是，应先排除感染的可能，并注意配戴期间需要预防性应用抗生素滴眼液和眼胶。

六、使用方法及注意事项

（一）使用方法

1. 配戴方法　具体方法同一般软性接触镜；对于刺激症状较重的患者，可在表面麻醉下拭去角膜表面丝状物，去除糜烂或剥脱的角膜上皮后立即配戴。对于干眼患者，可在配戴之前使用人工泪液，或者将绷带镜镜片浸泡于人工泪液后配戴。

2. 更换镜片

（1）常规 3 ～ 7 天连续过夜配戴，可视病情延长。连续过夜配戴最长不超过 21 天。

（2）如仍需配戴，建议取出镜片后更换新镜片再配戴。对于取出镜片后原发病复发者，应积极寻找相应病因，给予对因处理，必要时配戴新的绷带镜。

（3）对于激光角膜屈光手术，术毕由手术医师完成镜片的配戴。表层切削术后配戴绷带镜 3 ～ 5 天，直至角膜上皮完整恢复[34]；基质层术后根据情况一般配戴绷带镜 1 ～ 5 天。

（4）对于其他角膜及内眼手术，连续配戴时间依据手术切口或角膜上皮愈合情况而定，一般配戴 3 ～ 5 天。对于更长时间的配戴，应注意观察镜片沉淀物情况，及时更换新镜片。

（5）戴镜期间滴用自体血清的患者，建议每周更换新镜片。

（6）由于目前尚无适合幼儿角膜基弧的绷带镜镜片，如有配戴需要，建议增加检查频次。

3. 戴镜后评价镜片　戴镜 10 min 后，应评估镜片的中心定位、覆盖情况、正反面、移动度以及平整度（尤其注意排除镜片下气泡或镜片皱褶）。每次复诊时，仔细观察镜片有无破损及沉淀物情况，以确定是否需要更换新镜片。

（二）注意事项

1. 戴镜用药　一般情况下，绷带镜的药物缓释作用能提高局部用药效果。戴镜后可常规应用抗生素、抗炎滴眼液以及人工泪液，使用乙酰半胱氨酸滴眼液可以减少丝状物[35]。但是，应该注意以下事项：

（1）戴镜前若行荧光素染色，应等待荧光素清除后再配戴绷带镜。

（2）禁用含有明显颜色的滴眼液，如利福平。此外，对于具有浅淡色的磺胺类药物滴眼液也应慎用。

（3）不建议使用油性眼膏类制剂。

（4）尽可能选用无防腐剂或含有弱毒性防腐剂的滴眼液。

2. 操作规范要点

（1）戴镜前应洗手，对于角膜上皮缺损患者，应用无菌无齿镊配戴和取出镜片。

（2）若使用护理液清洗镜片，需要严格遵守规范。

（3）配戴和摘取镜片操作要规范、轻柔。

（4）对于有结膜分泌物的患者，应清除分泌物后再戴镜。

（5）原则上配戴与取出镜片应由具有视光专业技术的人员或医务人员完成。

3. 随访　需要重视患者教育，在配戴绷带镜期间，患者须定期复诊。第一次配戴绷带镜的患者，建议戴镜后 1 周内复查一次，观察有无炎性反应、缺氧、感染等异常表现。戴镜过程中应嘱咐患者若突然感到眼痛或出现其他不良症状，应及时就诊。

七、并发症及其预防和处理

（一）眼干涩

配戴绷带镜可导致眼部出现干涩症状[36]。治疗建议如下：

1. 戴镜期间应积极治疗原发病，同时补充人工泪液。

2. 加强睑缘清洁，积极治疗睑缘炎或睑板腺功能障碍。

3. 根据眼表炎性反应程度，给予抗炎药物治疗。

4. 注意尽量使用不含防腐剂的滴眼液。

（二）镜片脱落或移位

眼部化学伤、Stevens-Johnson综合征等患者配戴绷带镜时，睑球粘连、眼睑结构异常以及眼表不规则等原因，易导致镜片脱落、移位或镜片折叠等情况发生。治疗建议如下：

1. 戴镜时注意规范操作，动作轻柔，戴镜后应特别注意评估镜片状态。

2. 戴镜期间给予人工泪液，增加眼表润滑程度，防止镜片皱褶。

3. 教育患者避免揉眼，发现镜片脱落须及时就诊。

4. 脱落的镜片须严格清洗后才能配戴，或更换新镜片。

（三）感染风险

配戴绷带镜期间，同样存在微生物感染的可能性，尤其细菌和真菌感染。手术后配戴绷带镜导致角膜细菌感染的病例已见报道[37]。预防和治疗建议如下：

1. 应教育患者在戴镜期间避免游泳和眼部接触水。

2. 对于有大片角膜上皮缺损或角膜溃疡的患者，晚间应常规涂抗生素眼胶。

3. 当有以下症状时，应立即给予处理并就医

（1）患者出现流泪、眼红、眼痛、分泌物或原有症状加重。

（2）突然视力下降，角膜出现化脓性改变。

（3）疑似感染的患者，应当立即停戴镜片，使用两种或两种以上抗生素滴眼液，并及时到医院就诊。

（4）对于可疑微生物感染的患者，应及时行角膜病灶组织及镜片微生物培养，以便明确病因，以利于正确选择治疗药物。

（四）眼表非特异性炎性反应

1. 接触镜相关性急性角结膜炎　多数是由于镜片过紧、移动度小，导致角膜缺氧；或对镜片沉淀物、镜片储存液产生超敏反应所致。患者多有突发的眼部磨痛、结膜充血、睫状充血、角膜上皮水肿、上皮点状荧光素染色等症状和体征，但角膜一般无明显浸润，前房无明显炎性反应。处理建议如下：

（1）应及时评估镜片配戴状态，合理调整镜片直径或基弧。

（2）给予抗过敏药物滴眼液治疗，并联合使用人工泪液。

2. 接触镜相关周边角膜炎或角膜溃疡　以往认为接触镜相关周边角膜炎或角膜溃疡多数是由毒素反应或免疫反应所致，一般多出现在角膜周边区，并与角膜缘有透明区相隔，病变程度轻，而且具有一定自限性，抗炎治疗可以很快控制炎性反应。但是，近来研究结果显示微生物感染性角膜炎也可起始于角膜周边部。因此，处理建议如下：

（1）立即停戴绷带镜。

（2）给予抗炎联合预防性抗生素滴眼液治疗，晚间给予抗生素眼胶。

（3）对于炎性反应程度重或对抗炎治疗无效的患者，应及时进行微生物检查，排除角膜感染的可能。

形成共识意见的专家组成员：

谢培英　北京北医眼视光学研究中心（中国健康管理协会接触镜安全监控与视觉健康专业委员会主任委员，中华医学会眼科学分会眼视光学组前任副组长）

迟　蕙　北京北医眼视光学研究中心（中国健康管理协会接触镜安全监控与视觉健康专业委员会副主任委员，中华医学会眼科学分会眼视光学组委员）

李丽华　天津市眼科医院（中国健康管理协会接触镜安全监控与视觉健康专业委员会副主任委员，中华医学会眼科学分会眼视光学组前任委员）

卢　燕　大连爱尔眼科医院（中国健康管理协会接触镜安全监控与视觉健康专业委员会副主任委员）

瞿小妹　复旦大学附属眼耳鼻喉科医院眼科

（中国健康管理协会接触镜安全监控与视觉健康专业委员会副主任委员，中华医学会眼科学分会眼视光学组前任委员，执笔）

孙秉基 河南省人民医院眼科（中国健康管理协会接触镜安全监控与视觉健康专业委员会副主任委员）

孙旭光 首都医科大学附属北京同仁医院北京同仁眼科中心 北京市眼科研究所（中国健康管理协会接触镜安全监控与视觉健康专业委员会副主任委员，中华医学会眼科学分会角膜病学组前任副组长，执笔）

杨积文 沈阳爱尔眼科医院（中国健康管理协会接触镜安全监控与视觉健康专业委员会副主任委员）

张丰菊 首都医科大学附属北京同仁医院北京同仁眼科中心（中国健康管理协会接触镜安全监控与视觉健康专业委员会副主任委员，中华医学会眼科学分会眼视光学组副组长）

赵云娥 温州医科大学附属眼视光医院（中国健康管理协会接触镜安全监控与视觉健康专业委员会副主任委员，中华医学会眼科学分会白内障及人工晶状体学组前任委员）

钟兴武 中山大学中山眼科中心海南眼科医院（中国健康管理协会接触镜安全监控与视觉健康专业委员会副主任委员，中华医学会眼科学分会眼视光学组委员，执笔）

郭 曦 北京北医眼视光学研究中心（中国健康管理协会接触镜安全监控与视觉健康专业委员会

秘书长）

以下中国健康管理协会接触镜安全监控与视觉健康专业委员会委员（按姓名拼音排序）：

杜显丽　山东省医学科学院　山东省眼科研究所　青岛眼科医院

李　莉　首都医科大学附属北京儿童医院眼科（中华医学会眼科学分会眼视光学组委员）

李海丽　北京大学第一医院眼科（中华医学会眼科学分会角膜病学组前任委员）

李晓清　北京大学第一医院眼科

林子丹　长春爱尔眼科医院

刘陇黔　四川大学华西医院眼科（中华医学会眼科学分会斜视与小儿眼科学组委员）

吕燕云　首都医科大学附属北京同仁医院验光配镜中心

吕　勇　郑州大学第一附属医院眼科

毛欣杰　温州医科大学附属眼视光医院

潘美华　厦门大学附属厦门眼科中心

庞　琳　北京大学第一医院小儿眼科

乔利亚　首都医科大学附属北京同仁医院北京同仁眼科中心

谭星平　中南大学湘雅医院眼科

唐　萍　首都医科大学附属北京同仁医院验光配镜中心

陶丽娟　湖南省儿童医院眼科（中华医学会眼科学分会斜视与小儿眼科学组前任委员）

田　磊　首都医科大学附属北京同仁医院北京同仁眼科中心

王　凯　北京大学人民医院眼科

韦　严　上海交通大学医学院附属新华医院眼科

吴西西　广西中医药大学第一附属医院眼科

许　军　中国医科大学附属第四医院眼科

杨　晓　中山大学中山眼科中心（中华医学会眼科学分会眼视光学组副组长）

于　翠　沈阳何氏眼科医院

张　捷　武汉艾格眼科医院

张俊华　福建医科大学附属协和医院眼科

张　萍　内蒙古自治区巴彦淖尔市残联眼科医院

张　钰　北京大学第三医院眼科

张晓丽　北京熙仁医院

张艳明　深圳职业技术学院

赵　兵　吉林省通化眼科医院

其他参与讨论的专家：

白　继　陆军军医大学附属大坪医院眼科（现在重庆白继眼科工作室，中华医学会眼科学分会眼视光学组前任委员，特聘执笔）

邓应平　四川大学华西医院眼科（中华医学会眼科学分会角膜病学组委员，特聘执笔）

龚　岚　复旦大学附属眼耳鼻喉科医院眼科（特聘评审）

洪　晶　北京大学第三医院眼科（中华医学会眼科学分会角膜病学组前任委员，特聘评审）

贾　卉　吉林大学第一医院眼科（中华医学会眼科学分会角膜病学组委员，特聘评审）

金婉卿　温州医科大学附属眼视光医院（特聘评审）

晋秀明　浙江大学医学院附属第二医院眼科（中华医学会眼科学分会角膜病学组委员，特聘评审）

黎　黎　西安交通大学医学院第一附属医院眼科（特聘执笔）

李　辉　中国医学科学院　北京协和医学院　北京协和医院眼科（中华医学会眼科学分会斜视与小儿眼科学组委员，特聘评审）

李　莹　中国医学科学院　北京协和医学院　北京协和医院眼科（中华医学会眼科学分会角膜病学组副组长，特聘评审）

李明武　北京大学人民医院眼科（现在北京大学国际医院眼科，中华医学会眼科学分会角膜病学组委员，特聘评审）

李绍伟　北京爱尔英智眼科医院（特聘评审）

刘才远　中国科学技术大学医院眼科（特聘评审）

刘祖国　厦门大学医学院眼科研究所（中华医学会眼科学分会角膜病学组副组长，特聘评审）

吕　帆　温州医科大学附属眼视光医院（中华医学会眼科学分会眼视光学组组长，特聘评审）

史伟云　山东省眼科研究所（中华医学会眼科学分会角膜病学组组长，特聘评审）

王　平　华中科技大学同济医学院附属同济医院眼科（特聘评审）

吴　洁　西安第一医院西安市眼科医院（中华医学会眼科学分会角膜病学组委员，特聘评审）

徐建江　复旦大学附属眼耳鼻喉科医院眼科（中华医学会眼科学分会角膜病学组副组长，特聘评审）

袁　进　中山大学中山眼科中心（中华医学会眼科学分会角膜病学组委员，特聘评审）

张　红　哈尔滨医科大学附属第一医院眼科医院（中华医学会眼科学分会角膜病学组委员，特聘评审）

赵少贞　天津医科大学眼科医院（中华医学会眼科学分会角膜病学组前任委员，特聘评审）

曾庆延　武汉爱尔眼科医院（特聘执笔）

声明　本文为专家意见，为临床医疗服务提供指导，不是在各种情况下都必须遵循的医疗标准，也不是为个别特殊个人提供的保健措施；本文内容与相关产品的生产和销售厂商无经济利益关系。

参考文献

[1] Dumbleton K. Adverse events with silicone hydrogel continuous wear[J]. Cont Lens Anterior Eye, 2002, 25(3): 137-146.

[2] Golebiowski B, Papas EB, Stapleton F. Corneal and conjunctival sensory function: the impact on ocular surface sensitivity of change from low to high oxygen transmissibility contactlenses[J]. Invest Ophthalmol Vis Sci, 2012, 53(3): 1177-1181.

[3] Ma F, Xu M, Qian Y, et al. Impact of long-term soft contact

lens wear on epithelial flap production and postoperative recovery in laser-assisted subepithelial keratomileusis［J］. ActaOphthalmol，2015，93（1）：e67-73.
［4］Hori Y，Argüeso P，Spurr-Michaud S，et al. Mucins and contact lens wear［J］. Cornea，2006，25（2）：176-181.
［5］González-Chomón C，Concheiro A，Alvarez-Lorenzo C. Soft contact lenses for controlled ocular delivery：50 years in the making［J］. Ther Deliv，2013，4（9）：1141-1161.
［6］Holden BA，Mertz GW. Critical oxygen levels to avoid corneal edema for daily and extended wear contact lenses［J］. Invest Ophthalmol Vis Sci，1984，25（10）：1161-1167.
［7］王艳，徐建江，孙兴怀. 大泡性角膜病变病因分析［J］. 中国眼耳鼻喉科杂志，2005，5（6）：363-364.
［8］朱敏，王诚忠，沈念慈，等. 软性角膜接触镜治疗大泡性角膜病变［J］. 眼科新进展，2001，21（3）：205-206.
［9］Ambroziak AM，Szaflik JP，Szaflik J. Therapeutic use of a silicone hydrogel contact lens in selected clinical cases［J］. Eye Contact Lens，2004，30（1）：63-67.
［10］中华医学会眼科学分会角膜病学组. 干眼临床诊疗专家共识（2013 年）［J］. 中华眼科杂志，2013，49（1）：73-75.
［11］Li J，Zhang X，Zheng Q，et al. Comparative evaluation of silicone hydrogel contact lenses and autologous serum for management of sjögren syndrome-associated dry eye［J］. Cornea，2015，34（9）：1072-1078.
［12］Inamoto Y，Sun YC，Flowers ME，et al. Bandage soft contact lenses for ocular graft-versus-host disease［J］. Biol Blood Marrow Transplant，2015，21（11）：2002-2007.
［13］Sun YZ，Guo L，Zhang FS. Curative effect assessment of bandage contact lens in neurogenic keratitis［J］. Int J Ophthalmol，2014，7（6）：980-983.
［14］王鹤平. 绷带型角膜接触镜在治疗丝状角膜炎应用的临床分析［J］. 中外医疗，2015，34（5）：53-55.
［15］王雪，姜海涛. 持续配戴亲水性软性接触镜治疗丝状角膜炎［J］. 中国实用医药，2014，9（34）：25-26.

［16］Tsubota K，Goto E，Shimmura S，et al. Treatment of persistent corneal epithelial defect by autologous serum application［J］. Ophthalmology，1999，106（10）：1984-1989.

［17］曹凤芝. 绷带镜治疗持续性角膜上皮缺损的临床观察［J］. 国际眼科杂志，2015，15（6）：1072-1074.

［18］Lee YK，Lin YC，Tsai SH，et al. Therapeutic outcomes of combined topical autologous serum eye drops with silicone-hydrogel soft contact lenses in the treatment of corneal persistent epithelial defects：a preliminary study［J］. Cont Lens Anterior Eye，2016，39（6）：425-430.

［19］姚广鹏，晋秀明. 角膜绷带镜治疗糖尿病性视网膜病变患者玻切术后持续性角膜上皮缺失治疗的临床观察［J］. 中国急救医学，2017，37（1）：245-246.

［20］高韶晖，何宏，丁辉，等. LASIK 术后早期应用硅水凝胶角膜接触镜的临床观察［J］. 中华眼视光学与视觉科学杂志，2012，14（8）：476-480.

［21］Gao S，Wu J，Li L，et al. Effects of silicone hydrogel contact lenses on ocular surface after Sub-Bowman's Keratomileusis［J］. Curr Eye Res，2013，38（11）：1118-1123.

［22］Yeung SN，Lichtinger A，Kim P，et al. Efficacy and safety of patching vs bandage lens on postoperative pain following pterygium surgery［J］. Eye（Lond），2015，29（2）：295-296.

［23］赵洲，陈微，俞水波. 翼状胬肉患者术后应用角膜绷带镜对改善其眼部疼痛及临床症状的效果［J］. 中国医师杂志，2016，18（9）：1389-1391.

［24］Daglioglu MC，Coskun M，Ilhan N，et al. The effects of soft contact lens use on cornea and patient's recovery after autograft pterygium surgery［J］. Cont Lens Anterior Eye，2014，37（3）：175-177.

［25］陈婴，毕燕龙，金铁平，等. 穿透性角膜移植术后持续戴角膜接触镜的临床观察［J］. 同济大学学报（医学版），2009，30（3）：114-117.

［26］Dohlman CH，Dudenhoefer EJ，Khan BF，et al. Protection of the ocular surface after keratoprosthesis surgery：the role of soft contact lenses［J］. CLAO J，2002，28（2）：72-74.

[27] 张瑞帆，吴峥峥 . 超声乳化术后早期应用硅水凝胶角膜接触镜的临床效果观察［J］. 眼科新进展,2014,34 (1): 78-81.

[28] Song H，Li Y，Zhang Y，et al. Bandage Lenses in the Postoperative Care for Cataract Surgery Patients：A Substitute for Eye Patch ？［J］. J Ophthalmol，2018，2018 (5)：1493967.

[29] 陈霄雅，张雪翎，李威，等 . 角膜绷带镜在结膜瓣以穹窿为基底的小梁切除术中的临床效果观察［J］. 中华眼科医学杂志（电子版），2015，5（6）：291-296.

[30] Wu Z，Huang C，Huang Y，et al. Soft bandage contact lenses in management of early bleb leak following trabeculectomy［J］. Eye Sci，2015，30（1）：13-17.

[31] 刘蕾，崔丽红 . 绷带式角膜接触镜在眼表化学伤中的临床应用［J］. 中国医学工程，2014，22（12）：179-180.

[32] Dunnebier EA，Kok JH. Treatment of an alkali burn-induced symblepharon with a Megasoft bandage lens［J］. Cornea，1993，12（1）：8-9.

[33] 谢培英 . 软性角膜接触镜新技术新进展：治疗性接触镜临床指导手册专版［M］. 3 版 . 北京：北京大学医学出版社，2012：16-20.

[34] 中华医学会眼科学分会角膜病学组 . 激光角膜屈光手术临床诊疗专家共识（2015 年）［J］. 中华眼科杂志，2015，51（4）：249-254.

[35] Urashima H，Okamoto T，Takeji Y，et al. Rebamipide increases the amount of mucin-like substances on the conjunctiva and cornea in the N-acetylcysteine-treated in vivo model［J］. Cornea，2004，23（6）：613-619.

[36] Arita R，Itoh K，Inoue K，et al. Contact lens wear is associated with decrease of meibomian glands［J］. Ophthalmology，2009，116（3）：379-384.

[37] Dhiman R，Singh A，Tandon R，et al. Contact lens induced pseudomonas keratitis following descemet stripping automated endothelial keratoplasty［J］. Cont Lens Anterior Eye，2015，38（5）：379-381.

2 软性接触镜安全监控倡议书·电商版

——软性接触镜电商专业服务标准流程

随着电子商务在视光行业的快速普及，越来越多的配戴者选择网购软性接触镜，然而软性接触镜作为国家规定的第三类医疗器械产品，对于销售机构的资质有着严格的要求，配戴者需接受专业的指导才能保证健康安全配戴。中国健康管理协会接触镜安全监控与视觉健康专业委员会（安监会）与博士伦公司共同起草了软性接触镜电商专业服务标准流程，用于电商客户服务人员在工作中规范推荐、专业回答、正确指导配戴者选购和使用软性接触镜、定期追踪服务，让配戴者享受便利的同时，帮助配戴者正确选择适合的产品，安全健康地配戴软性接触镜。

一、电商专业资质要求

1. 根据《医疗器械监督管理条例》（国务院令第

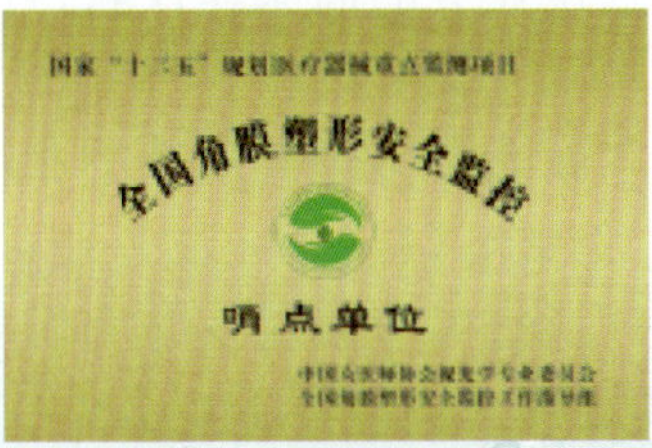

680 号）第四章第二十九条要求，从事医疗器械经营活动：

—应当有与经营规模和经营范围相适应的经营场所和贮存条件。

—应当有与经营的医疗器械相适应的质量管理制度和质量管理机构或者人员。

2. 根据 2018 年 3 月 1 日原国家食品药品监督管理总局开始施行的《医疗器械网络销售监督管理办法》：

—第二章第七条：从事医疗器械网络销售的企业应当是依法取得医疗器械生产许可、经营许可或者办理备案的医疗器械生产经营企业。

—第二章第八条：从事医疗器械网络销售的企业，应当填写医疗器械网络销售信息表，并事先向所在地设区的市级食品药品监督管理部门备案。相关信息发生变化的，应当及时变更备案。

—第二章第九条：通过自建网站开展医疗器械网络销售的企业，应当依法取得《互联网药品信息服务资格证书》。

3. 网络交易服务第三方平台提供者应当审核确认在其平台入驻的企业具备线下实体店。

4. 所有销售软性接触镜业务的商家建议获得品牌方的授权。

5. 软性接触镜电商客服人员须经过规范的软性接触镜相关专业知识、产品知识、售后服务知识，标准问题解答的培训，并通过考核获得安监会倡导下的《软性接触镜电商专业服务培训》证书。

二、电商专业服务流程

（一）配戴者筛选

1. 配戴者必须出具一年内在眼视光专业机构进行过的眼部健康检查和验光配镜处方，方可选择在有上述资质的正规电商平台上选购软性接触镜。

2. 排除软性接触镜配戴禁忌证

（1）眼部禁忌证：严重干眼、眼睑闭合不全、慢性泪囊炎、角膜炎或结膜急慢性炎症和眼部其他器质性病患。

（2）全身禁忌证：严重的糖尿病、类风湿关节炎、精神病患者等。

（3）个人条件禁忌证：年老、年幼等操作不便者，个人卫生不良者，依从性低者。

（4）环境条件禁忌证：灰尘及烟雾污染，酸碱及挥发性化学物污染。

（二）配戴者专业服务步骤（客服引导和系统提示）

特别强调：通过电商渠道购买软性接触镜的配戴者应为经验配戴者，并提供一年内眼部检查和验光配镜处方；初戴者需要确认已经在眼视光机构完成眼部检查并获得验光配镜处方，应通过咨询客服人员购买。

1. 配戴者通过咨询客服人员推荐购买

（1）配戴者资料搜集和分析：了解配戴者的具体配镜需求，了解既往软性接触镜配戴史（使用年限、品牌、类型、屈光度、配戴和护理方式、戴镜

配戴者通过咨询客服人员推荐购买	配戴者自行选购下单
配戴者资料搜集和分析	确定软性接触镜光度
眼部检查及验光数据整理、确定光度	核对产品信息
产品推荐	给出调整建议
配戴者教育	
提供追踪复查提醒	
售后问题预处理	
售后问题分析与解决	

过程中遇到的问题等）；了解配戴者的生活 / 工作环境、配镜意愿等；以及既往病史（全身 / 眼部健康状况、用药情况等）；从表述中了解配戴者的个人基本情况，这些信息为选择适合的产品提供依据。

（2）眼部检查及验光数据搜集整理，确定软性接触镜光度

1）解读配戴者眼部健康检查结果，识别适配者。

2）解读配戴者验光处方，确定软性接触镜光度。

- 明确电脑验光单不能作为购买的依据
- 确认配戴者提供的光度是验光处方还是换算后的软性接触镜光度
- 验光处方必须进行角膜顶点距离换算，确定软性接触镜的验配光度

（3）产品推荐：根据配戴者的眼部健康状况、验光数据、接触镜使用环境及其他个人需求，结合

产品本身的参数，如基弧、含水量、中心厚度、透氧率等，推荐合适产品，并在镜片产品基础上，推荐相关对应护理产品。

推荐方案：

1）≥ 0.75 DC 的散光建议首选散光镜片。

2）每天配戴时间较长（10 个小时以上）建议选择硅水凝胶和超水胶材料镜片。

3）对于眼睛敏感或曾经容易出现眼部不适症状的配戴者，建议选择短周期镜片。

2. 配戴者自行选购下单 配戴者在不与客服人员沟通的情况下由系统提示引导购买。

（1）确定软性接触镜光度

1）明确电脑验光单不能作为购买的依据。

2）确认配戴者提供的光度是验光处方还是换算后的软性接触镜光度。

3）验光处方必须进行角膜顶点距离换算，确定软性接触镜的验配光度。

（2）核对产品信息：包含品牌、品类、屈光度、使用周期、基弧、直径、含水量、中心厚度、颜色（彩色接触镜）等。

（3）给出调整建议：判断配戴者选择的产品是否符合配戴者需求，如果需要调整，可以与配戴者取得联系，给出调整建议。

（4）配戴者教育：配戴者教育是接触镜验配程序的重要一环，配戴者知识缺乏和依从性差是导致接触镜并发症的首要因素。所以，应在配戴者初次配戴接触镜时就完成配戴者教育，并持续进行。

1）配戴操作指导

①剪短指甲，避免划伤眼睛和镜片。摘戴镜前都须用流动的水和中性肥皂清洁双手，然后用无絮毛巾擦干或烘干机烘干。

②戴镜

A. 将镜片置于示指指尖，观察镜片：镜片边缘向内聚拢呈碗状，镜片为正面；边缘向外伸展呈碟状，镜片为反面。

B. 托镜片手的中指轻轻向下拉开下眼睑边缘，另一只手的中指向上拉开上眼睑，眼睛向下看，将托镜片的示指移近眼睛，将镜片轻贴在眼球上，慢慢放开手指、松开眼睑，闭上眼睛转动眼球、自然眨眼，镜片会自动移至眼球中心位置。

③摘镜：眼睛微向上看，双手中指拉开上下眼睑，用示指和拇指指腹柔软的部位轻轻夹起镜片并取出。

2）镜片护理指导：多功能护理液是目前最常用的软性接触镜护理系统，同时具有镜片清洁、冲洗、消毒、蛋白清除的作用，并可以作为镜片的储存液。正确的日常护理步骤为：

A. 在镜片的每一面各滴 3 滴护理液，每面轻轻揉搓 10 秒。

B. 用护理液将镜片的每一面彻底冲洗 5 秒。

C. 将清洁过的镜片浸泡在装有 2/3 容量新鲜护理液的镜盒中，浸泡至少 4 小时。

注：请一定要用新鲜的护理液而不要重复使用护理液。

如使用双氧水护理系统，正确的日常护理步骤为：

A. 用双氧水先冲洗镜片 5 秒。

B. 将双氧水注入双氧杯中，注入量达到“注水线”。

C. 将镜片插入双氧杯，旋紧杯盖。

D. 中和 6 小时以上，中和完毕即可配戴。

注：未经中和的双氧水护理液为高效能消毒剂，若与眼睛直接接触可产生烧灼感，立即用大量清水冲洗。

3）接触镜使用注意事项

①按照使用周期，及时更换镜片。

②初次戴镜配戴接触镜时，需 1 周时间慢慢适应，请按以下建议逐渐延长配戴时间。

③化妆时，应先戴镜后化妆，先摘镜后卸妆，切忌将化妆品及发胶等化学物品与镜片接触。

④如工作环境有挥发性化学物质，应避免在工作区内配戴。

⑤如出现眼部强烈异物感、疼痛、畏光、流泪等症状，请立即取出镜片，并到专业眼视光机构做详细检查。

4）接触镜护理注意事项

①镜盒要每天冲洗清洁，每一个月定期更换。

②不要混合使用不同品牌和种类的护理液。

③不要用盐水或蒸馏水浸泡镜片。

④护理液和镜盒要保存在清洁干燥的环境中。

配戴天数	第一天	第二天	第三天	第四天	第五天
配戴时间	4 小时	6 小时	8 小时	10 小时	12 小时

⑤镜盒里的护理液用于每天浸泡消毒和储存镜片，需要每天更换，不能重复使用。

⑥不要在配戴接触镜时使用除接触镜润滑液以外的任何滴眼液。

（5）提供追踪复查提醒

1）配戴者从开始配戴软性接触镜开始，应严格按照戴镜后1周、1个月、3个月，然后每隔半年一次的频率到眼视光专业机构进行眼部健康复查，有不适症状需提醒立即摘镜就医。

2）复查项目包括眼部健康检查、屈光度检查、镜片配适评估和镜片检查。

3）嘱配戴者保留所有复查资料，以便后续配镜使用。

（6）售后问题预处理（配戴者正常适应期内的问题处理）

1）配戴舒适度问题：初次配戴软性接触镜需要1周左右的适应期，在此期间，可能会出现轻度的异物感、眼干等情况，这些都属于适应期的正常表现。如更换不同类型的镜片，配戴者也可能需要重新适应新镜片。

2）配戴清晰度问题：初配者看物体可能会有放大现象，是由镜眼距引起，这属于正常的适应现象。另外，接触镜会对人眼调节力产生影响，配戴初期少部分配戴者会出现视近困难等情况，这也属于正常适应现象，一般适应期不超过1周。

3）镜片护理问题：应用清洁的双手操作和护理镜片，不建议使用镊子等附属产品，因为不但会增加护理的程序，还会增加眼睛感染的概率，不正确的使用还可能造成镜片和眼睛的损伤。如果是彩色接触镜的配戴者，需要避免选择双氧水护理液，以免镜片褪色。

（7）售后问题分析与解决

1）产品质量相关问题：包括镜片破裂、镜片划痕、镜片粘连、镜片变形、镜片褪色、镜片异物、镜片光度不准确、镜片包装问题、产品效期问题等。应收集配戴者使用产品的相关信息，联系厂家客服人员进行处理。

2）不良事件的处理：配戴者在配镜期间产生的任何不适、镜片选择不当以及配戴者没有进行正确操作和正确护理，都有可能引起配戴者不适，包括视物不清、重影、眼干、异物感、流泪，这些即属于接触镜不良事件。电商平台在获知配戴者的反馈后，应收集相关信息，并于24小时内将信息报告给厂家不良事件相关工作人员。

①定义

不良事件（AE）：指对配戴者健康产生影响的不良变化。即使其因果关系并不能得到确认。

医疗器械不良事件:（根据国食药监械［2008］766号）是指获准上市的质量合格的医疗器械，在正常使用情况下发生的，导致或者可能导致人体伤害的各种有害事件。

医疗器械不良事件监测:（根据国食药监械［2008］766号）是指对不良事件的发现、报告、评价和控制的过程。

②四要素：收到涉及不良事件的反馈时，需注意反馈是否含有以下不良事件报告的四要素：

- 患者
- 报告人
- 涉及的医疗器械产品
- 不良事件

注意：

A. 不必等到这些信息收集完整，只要您得知以上任何有关公司产品的安全信息，请您在第一时间，但务必在 24 小时内及时报告给厂家不良事件相关工作人员。

B. 如果您收到了在过去一段时间内发生的不良事件（如在几周或几个月前发生的事件），或您不确定收到的反馈是否属于不良事件时，请于获知事件的 24 小时内提交报告给厂家不良事件相关工作人员。

③参考实例

【实例 1——伴有不良事件的接触镜产品投诉】

一名 25 岁女性患者致电某厂家热线，报告其一个月前开始使用其公司的某产品，每次配戴后左眼出现视物模糊，无其他不适。前天发现有一个镜片边缘有破损，并出现眼睛不适症状，刺痛，结膜充血。

【实例 2——伴有不良事件的护理液产品投诉】

某女士于 2018 年 7 月 10 日在网上购买了某护理液。2018 年 7 月 17 日拆封，配合之前一直配戴的其公司的某镜片，配戴镜片后，双眼出现刺痛、眼干的症状。该镜片之前配戴过，无配戴不适，故齐女士质疑该护理液质量问题引起其不适。

3 软性接触镜及护理系统的专业验配与使用规范
——软性接触镜安全监控倡议书

软性接触镜是国家规定的第三类医疗器械，需要到拥有专业资质的机构去进行专业验配。如果没有软硬件条件的合理配置，很难保证成功地验配接触镜并指导配戴者成功使用。中国健康管理协会接触镜安全监控与视觉健康专业委员会（安监会）特此制定本倡议书，用于验配师在工作中规范验配及正确指导配戴者使用软性接触镜。

接触镜健康 4 步走：

1. 精准验光
2. 专业配镜
3. 规范护理
4. 定期复查

一、专业验配环境

（一）普通眼镜零售门店

1. 应至少配备 1 名中专以上学历或初级以上职称的相关专业人员（相关专业：眼视光学、视光与配镜专业、眼科学和光学仪器）。另应至少配备 1 名中级以上（含中级）验光员（其资质的取得应获得劳动部门认可）。

2. 应配备相应的验配设备，至少应包括视力表、检眼镜、镜片箱、电脑验光仪或综合验光仪、角膜曲率计和裂隙灯显微镜等。

3. 经营场地总面积不低于 40 平方米，设置有接触镜专用柜台、检查室、验光室和配戴室（包括洗手池、烘手器和紫外线消毒灯），各室之间应有明显区域划分和标识，并有良好的环境及卫生条件，配戴器具专人专用，不得混合使用。

4. 有严格的验配管理规范并有使用产品销售跟踪记录。对所有配戴者建立档案（包括配戴者编号、姓名、性别、年龄、验配日期、验配机构、验配人员、产品名称、规格等），保存验配记录、复查记录。

5. 对初次配镜者，应索取最近半年内专业验配师的验光处方，或将专业验配师的检查记录及是否适合配戴接触镜的意见登记在册（表格），并保存 2 年以上。

（二）医疗机构

除上述专业验配环境标准外，还应配备至少一名眼科医师＋一名中级以上（含中级）验光员。

二、专业验配流程

软性接触镜的验配是一个严格而科学的医疗过程，必须经过一系列的专业检查，才能科学地确定镜片类型、配戴方式和护理系统，对配戴后的效果有更高的预见性。

（一）常规球面软性接触镜（含彩色球面软性接触镜）专业验配流程：

1. 问诊　通过与配戴者交谈和询问病史，了解配戴者戴镜目的、戴镜史、配戴要求和健康状况，进而帮助镜片和配戴方式的选择。

2. 眼部健康检查　了解配戴者的戴镜需求后，需要对配戴者的双眼按照从右到左，从前到后的顺序进行全面的健康检查：

（1）首先进行外眼检查，下眼睑位置应不低于下方角巩膜 1 mm，睑裂大小为 8 ～ 11 mm，眼睑张力适度并有良好弹性，眨眼能够全面完整，眨眼频率每分钟 10 ～ 15 次，眼睑边缘干净，无红肿、痂皮和新生物等，睑板腺开口干净，无堵塞，上下睑睫毛应充分伸展指向前方，排列整齐，不与角膜接触。

（2）然后检查结膜，正常的睑结膜特征为透明、光滑、血管纹理清晰可见，检查睑结膜和穹窿结膜时，注意其颜色，以及是否透明光滑，有无出血、充血，有无水肿、乳头肥大、滤泡增生、瘢痕、溃疡、结石、睑球粘连，有无异物或分泌物潴留，观察球结膜有无充血，有无疱疹、异物、溃疡、睑裂斑、色素沉着或新生物。

（3）进一步检查角膜及瞳孔，主要检查角膜的透明度、表面光滑度、有无异物和新生血管、有无水肿，正常角膜横径为 10 ～ 12 mm。正常成年人瞳孔在弥散自然光线下直径为 2.5 ～ 4 mm，两侧对称等大，对光反应灵敏。

（4）最后需要检查配戴者的泪膜（泪液质量、

泪液量）是否满足配戴软性接触镜的要求：

1）正常泪湖新月高度 0.2 ～ 0.4 mm，小于 0.2 mm 考虑与干眼症有关。

2）检查泪膜破裂时间（TBUT），瞬目后泪膜在 10 ～ 30 秒后破裂，属于正常范围；同时观察泪膜的完整性。

3）对有干眼症状的患者或是怀疑有干眼的患者，应做以下检查：玫瑰 bengal 试验、Schirmer 试验以及角膜染色的评价。

（5）在配戴者眼睛健康状况完全符合软性接触镜的配戴条件后，需要对配戴者的眼部进行配戴参数的测量，除了测量角膜和瞳孔直径、睑裂大小和张力外，还需要了解配戴者的角膜曲率和角膜地形：角膜曲率正常范围（K 读数）41 ～ 46D，基弧的选择可以此为参考，软镜的一般规则是比角膜曲率计读数平坦 0.6 ～ 0.8 mm。

3. 精确验光　在确认配戴者的眼部健康完全适合软性接触镜的配戴后，可对配戴者进行验光检查，完整的验光过程包括三个阶段：

（1）验光的第一阶段（初始阶段），在了解配戴者基本资料的情况下，用电脑验光仪对配戴者进行客观验光，初步了解配戴者眼部屈光状况。

（2）验光的第二阶段（精确阶段），该阶段主要使用的仪器为综合验光仪，主要包括瞳距测量，视力检查，最佳球镜度测量、最佳矫正视力的最低近视光度（最高远视光度）、散光测量，单眼屈光终点测试。

（3）验光的第三阶段（终结阶段），包括双眼平衡和试镜架试戴。

4. 试戴和配适评估　根据配戴者要求和检查结果，可以选择合适的软性接触镜进行配戴，验配师可以利用经验选择试戴镜片，然后根据试戴评价，确定最后的镜片。配戴评价一般在戴入后 15 分钟开始，有些特殊镜片，如散光镜片，需要 30 分钟的适应时间。

（1）中心定位和覆盖度：中心定位良好的镜片相对位于角膜的中心，完全覆盖角膜，超出角巩膜缘 0.5 ～ 2 mm。眼球向正前方注视时，镜片中心位于角膜中心，瞬目后镜片返回中心位置。

（2）移动度：一般移动度小于 0.5 mm 为配适过紧，移动度大于 2.0 mm 为配适过松。镜片能跟随眼球上下或水平转动，但滞后 0.5 ～ 1.0 mm。也可以使用“下睑上推”试验来评估软镜配适松紧度。

（3）主观感觉：主要包括戴镜视力清晰度不低于验光矫正视力清晰度，和戴镜舒适度感觉良好。

5. 配戴护理指导

（1）配戴操作正确步骤：一般来说，配戴者初次就诊或进行试戴评价时，为减少配戴者的不适感和加快工作效率，都是由验配师首先完成接触镜的戴入和取出工作；而后在配戴者教育环节，教会配戴者如何配戴接触镜。配戴操作的正确步骤：

1）剪短指甲，避免划伤眼睛和镜片。

2）摘戴都必须用流动的水和中性肥皂清洁双手，然后用无絮毛巾擦干或烘干机烘干。

3）将镜片置于示指指尖，观察镜片：镜片边缘向内聚拢呈碗状，镜片为正面；边缘向外伸展呈碟状，镜片为反面。

4）托镜片手的中指轻轻向下拉开下眼睑边缘，另一只手的中指向上拉开上眼睑边缘。

5）眼睛向下看，将托镜片的示指移近眼睛，将镜片轻贴在眼球上，慢慢放开手指、松开眼睑，闭上眼睛转动眼球、自然眨眼，镜片会自动移至眼球中心位置。

6）摘镜时，眼睛微向上看，双手中指拉开上下眼睑，用示指和拇指指腹柔软的部位轻轻夹起镜片并取出。

（2）FDA 消毒系统：镜片配戴在眼球表面，会干扰泪液的流动，降低泪液清除异物和污染物的能力，从而导致黏附在镜片上的微生物增加。消毒的目的就是利用物理或化学的方法去除镜片表面及其贮存器中可诱发眼部感染的病原微生物。美国食品药品监督管理局（FDA）定义的护理系统消毒标准为：

FDA/ISO 独立消毒测试标准：护理液必须可以杀死 99.9%（3 log）的细菌和 90%（1 log）的真菌。

FDA/ISO 人工辅助消毒测试：微生物被接种到接触镜表面，并且严格按照厂商建议的处理方法，充分处理镜片。必须使镜片上菌落减少，并且每种细菌或真菌的菌落数应少于 10 个。

（3）护理系统的选择：镜片护理就是要通过一系列的步骤，清除接触镜的沉淀物及污染物，保持镜片的清洁和减少致病因素，从而保持眼部健康和舒适，并维持镜片的光学特性，延长镜片使用寿命。目前市场上常见的软性接触镜护理系统包括多功能护理系统和双氧水护理系统。

1）多功能护理系统：多功能护理液是目前最常用的软性接触镜护理系统，同时具有镜片的清洁、冲洗、消毒、蛋白溶解作用，并可以作为镜片的储存液。正确的日常护理步骤为：

A. 在镜片的每一面各滴 3 滴护理液，每面轻轻揉搓 10 秒。

B. 用护理液将镜片的每一面彻底冲洗 5 秒。

C. 将清洁过的镜片浸泡在装有 2/3 容量新鲜护理液的镜盒中，旋紧镜盒，浸泡至少 4 小时。

注：请一定要用新鲜的护理液而不要重复使用护理液。

2）双氧水护理系统：双氧水消毒需要 10 ～ 15 分钟达到理想效果。尤其适用于环境及个人卫生条件较差或常因配戴接触镜而引发眼病的配戴者。使用方法分以下 3 种：

A. 稀释法：将清洁冲洗过的软性接触镜用 3% 的过氧化氢浸泡 15 ～ 30 分钟，取出后用生理盐水稀释浸泡过夜，6 ～ 8 小时。

B. 中和法：又叫双步法。将清洁冲洗过的软性接触镜浸泡过夜（6 小时以上），同时投入有抗溶外衣的中和剂药片。达到充分消毒时间后，抗溶外衣开始溶解，中和剂开始中和过氧化氢。消毒时呈红色，中和后呈蓝色。使用前再用冲洗剂彻底冲洗镜片。

C. 催化法：也叫单步法，把消毒和中和合二为一。将铂金环和镜片同时放入过氧化氢溶液中，利用铂金可以加速过氧化氢分解的原理，使镜片的消毒和过氧化氢的催化分解同时进行。通常浸泡过夜，浸泡时间不得少于 6 小时，配戴前也要用冲洗剂彻底冲洗。

6. 复查（定期眼部检查） 软性接触镜验配成功交予配镜者使用后，并不意味着医疗保健服务的终结，而要强调的是服务的继续与加强。应严格规定定期复查的时间和方法，配戴者戴镜后 1 周、1 个月、3 个月，然后每隔半年复查一次，有症状时更需立即摘镜，立即就诊。定期检查项目包括听取配戴者主诉、戴镜方法、戴镜时间，视力、角膜曲率、屈光度、角膜裂隙灯显微镜检查、泪液检查、软性接触镜配适状态、镜片参数，镜片有无损伤、污染、沉淀等，并根据临床需要选择某些特殊检查项目。

（二）特殊软性接触镜专业验配流程

球面屈光不正的矫正是目前接触镜最常见的用途，除此之外，一些特殊用途的接触镜，例如用于矫正散光的环曲面软性接触镜以及矫正老视的渐进多焦点软性接触镜也发挥着重要的作用。

1. 环曲面软性接触镜 为确保视力矫正效果，对于所有散光≥ 0.75 DC 的接触镜配戴者，首选软性散光接触镜。

软性散光接触镜的配适不当主要是由于镜片的旋转和移位，从而使镜片的矫正视力不佳，所以轴位的精确稳定是软性散光接触镜验配成功的关键。通过观察镜片上的激光标记，来观察散光镜片在眼中是否有轴位的旋转，如有轴位旋转，则遵循“顺加逆减”的原则进行轴位调整。其他的配适评估同球面软性接触镜。

2. 渐进多焦点软性接触镜　伴随老龄化，接触镜配戴用户持续增加。当40岁左右时，老视开始出现，对现代人日常生活质量影响日益加剧。如果想摆脱老视困扰，并且保持年轻形象，继续无镜框便捷生活，则可以选择配戴渐进多焦软性接触镜。配戴渐进多焦软性接触镜需要更加专业和细致的验配。

（1）确定远用光度：通过顶点换算法确定配戴者远用的等效球面光度。

（2）确定主/副眼（主眼一般为较常用或决定方向的一只眼）。

（3）确定下加光度：初期老视（＋1.50D以内）选用低下加光度镜片（“低下加”），深度老视（＋1.75D～＋2.50D）选用高下加光度镜片（“高下加”）。

（4）镜片配适评估：试戴10分钟后，检查镜片配适状态。检查时，以正常使用情况为标准，如阅读报纸、在检查室外看远等。

渐进多焦软性接触镜验配特殊问题处理：

（1）如果配戴者不满意，在双眼同时视的情况下用框架眼镜的试镜片改变光度，以提高视力。

1）提高远视力：在主眼上追加－0.25D或将主

眼上“高下加”光度镜片改为“低下加”光度镜片。

2）提高近视力：在副眼上追加＋0.25D，或将副眼上的“低下加”光度镜片换成“高下加”光度镜片。

（2）如果常规的验配方法都不能达到理想视觉效果（对一些深度老视的人），可以尝试下面这种特殊方法：

1）在主眼上选用“低下加”光度镜片，以保证远视力清晰。

2）在副眼上，把下加光度的一半加到球面镜中，然后选用“低下加”光度镜片。

渐进多焦软性接触镜在配戴时注意以下事项：在阅读时加大照明亮度有助于提高近视力矫正效果。耀眼的日光下配戴太阳镜可以改善远视力。即使验配很满意，也要叮嘱消费者按时复查，以便及时解决使用过程中出现的问题。

三、配戴者的筛选和教育

（一）配戴者筛选

选择软性接触镜矫正视觉始终要考虑安全性、有效性和舒适性。软性接触镜配戴受职业、环境、卫生习惯、年龄因素等影响，验配师要考虑配戴者健康因素、心理因素、屈光因素、个人和职业需求、环境因素等。配戴者如有以下情况，则禁止配戴软性接触镜：

1. 眼部禁忌证 干眼症、眼睑闭合不全、慢性泪囊炎、结膜或角膜急慢性炎症和眼部器质性病患。

2. 全身禁忌证 鼻窦炎，严重的糖尿病，正在使用激素、阿托品等眼科局部药物，类风湿关节炎，精神病患者等。

3. 个人条件禁忌证 年老、年幼等操作不便者，个人卫生不良者，依从性低者。

4. 环境条件禁忌证 灰尘及烟雾污染，酸碱及挥发性化学物。

（二）配戴者教育

配戴者教育是接触镜验配程序的重要一环。据统计，配戴者知识缺乏和依从性差是导致接触镜并发症的首要因素。所以，应在配戴者初次配戴接触镜时就完成配戴者教育。

1. 接触镜使用注意事项

（1）配镜前（或更换镜片前）应到正规的眼镜店或医院请有经验的医生做眼部检查和验光，并根据检查结果结合个人需求选择适合自己的接触镜。

（2）化妆时，应先戴镜后化妆，先摘镜后卸妆，切忌将化妆品及发胶等化学物品与镜片接触。

（3）如工作环境有挥发性化学物质，应避免在工作区内配戴。

2. 接触镜护理注意事项

（1）镜盒要每天冲洗清洁，每一个月定期更换。

（2）不要混合使用不同品牌和种类的护理液。

（3）不要用盐水或蒸馏水浸泡镜片。

（4）护理液和镜盒要保存在清洁干燥的环境中。

（5）不要在配戴接触镜时使用除润眼液以外的任何眼部滴液。

（6）镜盒里的护理液用于每天浸泡消毒和储存镜片，需要每天更换，不能重复使用。

第二篇　软性接触镜与眼健康

4 软性接触镜发展与眼健康

甲基丙烯酸羟乙酯（HEMA）材料已历经了50余年的发展，其间凝聚着研究高分子科学家的大量心血。随后，与HEMA的共聚体材料、非HEMA材料以及硅水凝胶材料层出不穷。水凝胶中的含水量依据特性而不同。离子性、双离子性、非离子性等镜片材料各有千秋。理化性质中，透氧性因为关系到眼表的代谢与健康，受到高度重视。镜片材料的Dk/t值（透氧性）已逐渐上升至以往软性角膜接触镜（SCL）的4～6倍。其他如透光率、折射率、强度等均保持了稳定的优良性能。另外，通过对材料施行高科技的表面处理，可进一步提高材料的湿润性，同时减少材料的蛋白质等沉淀物的形成。新型的硅水凝胶材料Silicone Hydrogel Balafilcon A为科学普及SCL打下了良好的基础，为长时间、有效、舒适和安全配戴SCL提供了根本保障。随着科技的发展，软性接触镜在材料和设计等方面也有了长足进步，可满足不同需要的消费人群，带给配戴者更多的健康体验。

一、材质更新进展

普通水凝胶镜片（Hy lens）是由 C-C 结合构成的高分子聚合物，透氧性较低。其透氧性主要取决于含水量的高低，为提高镜片的透氧性，必须提高含水量，但含水量过高又易导致眼干燥，是其一大缺点。硅水凝胶镜片（Si-Hy lens）中有一定量的有机硅聚合物，由 Si-O 结合构成，其结合性非常强，化学稳定性及光学透明性好，加之自由容积很大，使得气体（氧气、二氧化碳、水蒸气等）的通透性较高。因此，其间水分虽然减少了，但透氧性（Dk/t）却是 Hy lens 的 3 ～ 6 倍，与此同时也不易导致眼干燥。有研究报告指出，由 Hy lens 更换为 Si-Hy lens 1 周后，眼干的症状有所改善，而且此效果可持续 3 年；另外，发现变更为 Si-Hy lens 后不但戴镜时间延长，甚至可连续过夜配戴，球结膜和角巩膜缘部结膜的充血也明显减轻。

二、表面处理技术发展

为了改善硅本质疏水性、亲油性、黏着性的不利表面特性，避免表面湿润性不一致、容易形成干燥斑、容易吸附沉淀物等问题，现使用的 Si-Hy lens 均进行了表面亲水性处理，有等离子镀膜、氧化等离子处理、亲水性高分子聚合物与内部水凝胶混合 3 种方法。例如，博士伦的纯视镜片（pure vision，PV）所采用的 Performa™ 表面处理技术，可使非亲水的硅转变为亲水的硅酸盐，使亲水成分被“锁定”在表面，从而提供光滑和一致的湿润表面以减少眼干燥，防止油脂、蛋白质和外界异物的沉淀。因此，这类月抛型镜片有 86.7% 未检出蛋白质沉淀，仅有 9.5% 出现轻度沉淀，3.3% 出现中度沉淀。闭睑 8 小时（相当于过夜戴镜）后，Hy lens 可引起 9% ～ 11% 的角膜水肿，而配戴 PV 镜片与没有配戴镜片相比，角膜水肿程度相似（2% ～ 3%）。

三、镜片配戴方式更新

随着角膜接触镜材料、设计的不断进步与更新，镜片配戴方式也从最早 1 年左右更换的传统型发展到每季度、每月、每周频繁更换和每月、每周及每日抛弃等多种方式，使用周期越来越短。频繁更换和抛弃型镜片以其更为清爽、舒适等优势得到了广大配戴者的青睐，广泛应用的同时，也更大程度地减少了相关并发症的发生。国外也早有报告指出，频繁更换型镜片在预防接触镜并发症方面优于传统型镜片，临床上也得到了肯定。

在临床上，配戴频繁更换和抛弃型镜片发生眼表并发症的情况也明显减少。SCL 的结膜炎症反应中，以配戴传统型 SCL 者最为多见，戴镜 3 年以上其Ⅰ级和Ⅱ级结膜充血的发生率明显高于频繁更换型 SCL 和抛弃型 SCL。各类接触镜均未引起角膜水肿、角膜感染等严重角结膜并发症。

四、SCL 设计的改良

随着高科技数控加工技术的高速发展，SCL 的设计和加工制造有了飞速的进步。从单弧面到多弧面，从球面到非球面、托力克面，从单焦点到双焦点、多焦点，从中心光学区到周边区每个部位的精确计算成形，逐步加强了镜片与眼表面之间的吻合性与匹配度，配适状态不断得到改善，从而促使 SCL 针对不同的屈光异常和眼表面形态最大限度地保持良好的中心位置、最适宜的活动度和泪液循环，进而尽量减少对眼表面的不良刺激和损伤。

例如，一些非球面设计镜片可有效消除球面像差，提高对比敏感度。以 PV 镜片为例，其独特的非球面光学可减少球面像差，从而带来更佳的视觉质量，在明亮和昏暗处都可保持十分清晰的视力，提高对比敏感度。之所以使用接触镜矫正球面像差，是因为人眼的球面像差是最大的高阶像差，对视觉质量影响较大，一般人在瞳孔直径 6 mm 时有＋0.15 μm 的球面像差，瞳孔周边的光在视网膜前聚焦，使影像呈现模糊状。另外，接触镜可诱导出球面像差：①接触镜表面有很高的绝对屈光度（与框架眼镜相比）；②与角膜和空气的折射率差异（约为 0.376）相比，接触镜和空气的折射率差异（为 0.45 ～ 0.49）相对较大；③接触镜伴随着眼睛运动，因此离轴像差相应较少（与框架眼镜相比）。一般球面接触镜引起的球面像差，负球差随负镜片度数的增加而增加。PV 镜片前表面－0.15 μm 非球面设计针对所有度数都能有效矫正眼睛的＋ 0.15 μm 球面像差，所以特别在昏暗环境下大大提高了视觉清晰度。

此外，托力克设计镜片针对存在散光的病例，与普通球面设计相比，可降低部分像差，提高不同对比度视力，同心圆同时视型、衍射型双焦设计或渐变多焦设计镜片，可使老视眼在不同视物距离均能获得清晰的成像，同时也尝试用于青少年近视的矫正与控制。

针对镜片边缘下功夫也是 PV 镜片的改良之处。采用圆滑的圆边边缘设计可使过夜配戴时球结膜上皮水肿减少，圆边确保镜片边缘和球结膜的光滑接触，减少了机械性刺激，同时圆边还可以促进镜片移动和泪液交换，促进长时间戴镜的健康和舒适。另外，镜片前表面设计加工更加平滑、增加基弧参数、进一步降低弹性模量，使得绝大多数配戴者能获得良好配适状态和长久舒适性，而良好的配适也是减少眼表刺激与损伤，维持眼表健康的基本保证。

五、SCL 应用的拓展深化

SCL 的应用绝大多数是针对近视、远视、散光、屈光参差进行光学矫正的广大社会性需求，年龄多在 16 ～ 40 岁。与普通框架眼镜相比，矫正屈光度数越高，SCL 越能缩小视网膜像放大、缩小率，扩大视野，减小棱镜效应，有利于促进双眼视觉功能的恢复和提高，有利于视物清晰与舒适，所以深受广大戴镜者的喜爱。而其中 Si-Hy lens 以高清晰、高透氧、高舒适的优势，使临床验配应用更加有效与安全，特别针对高屈光度（高度近视、高度散光、高度远视、无晶状体眼、高度屈光参差）患者，明显优于 Hy lens 以及普通框架眼镜，使患者戴镜满意度明显提高，戴镜时间延长。

近年来，SCL 在医学方面的需求也在逐年上升，无论何年龄、何种眼病，只要利用 SCL 能显著提高视力，强化视觉管理，都应积极选择验配 SCL。

例如，儿童先天性白内障手术后无晶状体眼，特别是单眼性，如不能及时利用角膜接触镜尽快恢复双眼视力，而框架眼镜无法戴用，则很容易形成形觉剥夺性弱视，使得手术前功尽弃。另外，儿童高度屈光参差，单眼外伤手术后，人工晶状体植入术后仍存在很大屈光参差的状态，或一些先天性小角膜、小眼球，无虹膜症等，对于有效的光学矫正和美容、矫形治疗，SCL 都是最佳的选择。考虑到生长发育的需求、眼部的特征和安全隐患的存在，更需要选择高透氧的 Si-Hy lens。

对一些眼病的治疗性应用也是 SCL 的强项，利用 SCL 的绷带效应、保湿效应和缓释药膜的效应，能十分有效地保护角膜、促进角膜上皮修复，迅速缓解疼痛，提高局部用药浓度。目前很多临床医院都利用 SCL 对角膜屈光手术后、大泡性角膜病变、复发性角膜上皮糜烂、丝状角膜炎、角膜溃疡等疾患进行辅助治疗。与巩膜镜片、Hy lens、抛弃型 Hy lens、硅胶镜片相比，Si-Hy lens 具有更全面的突出优势。国内外已经有很多研究报道 Si-Hy lens 对大泡性角膜病变、角膜化学烧伤、持续性角膜上皮缺损、角膜穿孔、角膜感染以及角膜手术后等的辅助治疗作用，展现出良好的疗效及安全性。

SCL 还可以和 RGPCL 密切配合用于矫正一些疑难性屈光不正，诸如圆锥角膜、角膜瘢痕、虹膜损伤等。以往 piggyback lens 由 Hy lens 和普通 RGPCL 组成，其最大的问题是双层镜片明显降低了透氧性能，长时间长期戴镜可能干扰角膜的生理代谢，出现角膜慢性缺氧的反应，如角膜微水肿、角膜新生血管、角膜上皮点染、角膜知觉降低、角膜内皮细胞的形态变异等，而且对泪膜的干扰还会令患者出现眼干燥不适的症状。新型高透氧 piggyback lens 的 Dk/t 经 Ohm 定律计算为 44.4×10^{-9} 和 34.4×10^{-9}，已基本能满足日戴镜的安全性能，不仅能不同程度地提高矫正视力、舒适度和安全性，延长戴镜时间，还可进一步提高角膜塑形效果。

小结

软性接触镜的实际应用是 20 世纪眼视光领域中的重大科学技术成果，它的不断创新、发展对提高广大屈光不正患者的视觉质量、视觉创建和保健起到了积极的促进作用，特别在协助解决一些眼视光疑难问题方面发挥着普通框架眼镜无可比拟的效果。

5 软性接触镜验配与眼健康
——接触镜健康配戴“四步走”

随着中国经济的飞速发展，消费者需求的不断升级，“移动终端”“共享经济”“OMO（线上联合线下）”等的陆续兴起，视光行业的产业结构、销售模式，乃至整个行业格局均发生了巨大的变化。尤其是在接触镜品类方面，随着行业不断发展，接触镜在消费者中的使用越来越普遍，“安全”“品质”“健康”已经成为其基本需求；与此同时，从业人员队伍也日渐壮大。如何提升行业的专业能力，正确地引导消费者关注眼部健康、安全地使用接触镜，共同实现行业的长治久安和推动品类的持续发展，已成为业界的热点议题。

2017 年 6 月，全国接触镜安全监控峰会暨全国角膜塑形安全监控哨点单位第二届联席会在重庆隆重举行。会上，中国女医师协会视光学专业委员会主任委员谢培英教授、中国健康管理协会接触镜安全监控与视觉健康专业委员会（安监会）主任委员瞿小妹教授发起了对《软性接触镜及护理系统的专业验配与使用规范的倡议书草案》的讨论，各安全监控哨点单位代表经过讨论达成共识。此倡议书由安监会与北京博士伦眼睛护理产品有限公司共同起草完成，对软性接触镜的专业验配环境、验配流程、消费者筛选和教育提出了规范化的定义，以确保接触镜的成功验配及指导患者的安全使用。作为首批 82 家安全监控哨点单位中入选的唯一生产企业，博士伦以注重专业、强化教育为己任，不仅致力于研发更高科技、更优质的视力保健产品，也一直专注于消费者的眼部健康问题、安全配戴接触镜及使用护理产品，以推动行业健康、健全地发展。

软性接触镜是国家规定的第三类医疗器械产品，其验配是一个严格而科学的医疗过程，必须要经过一系列的专业检查，才能科学地确定镜片类型、配戴方式和护理系统，对配戴后的效果有更高的预见性。软性接触镜的验配流程具体可分为：问诊–眼部健康检查–精确验光–试戴配适评估–配戴与护理指导–复查（定期眼部检查）六个环节。为了让消费者更容易牢记从而养成良好的使用和护理习惯，我们对倡议书进行了提炼总结，总结出了接触镜健康配戴

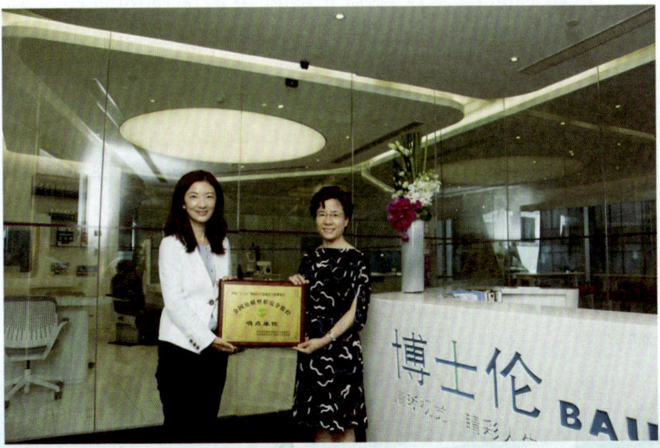

“四步走”，即精准验光、专业配镜、规范护理、定期复查。

一、精准验光

“精准验光”一般分为以下三个阶段：

1. 初始阶段　通过与配戴者交谈和询问病史，对配戴者的戴镜目的、戴镜史、旧镜度数、旧镜视力、配戴要求和眼部及全身健康状况做初步了解和信息收集，接下来通过电脑验光仪或检影镜对患者进行客观验光检查，初步了解患者眼部屈光状态。特别值得注意的是，电脑验光仪的检查结果仅为精准验光提供可依据的参考，切不可作为最终处方。对此消费者缺乏专业认知，只凭电脑验光单在网上购买接触镜，有些机构只接受电脑验光仪的检查结果给消费者配镜，是不可取的。

2. 精确阶段　这是验光流程中最关键的阶段。验光的目的不仅仅在于检测人眼的屈光状态和度数，还需要配戴者看得清晰、戴得舒适和持久，这是一个需要与顾客反复沟通、循序渐进的过程。专业检查要建立在充分沟通的基础之上，充分沟通应该贯穿接触镜验配过程中的每个环节。该阶段主要使用的仪器是综合验光仪，主要检查包括瞳距测量，视力检查，最佳球镜度测量、最佳矫正视力的最低近视光度（最高远视光度）、散光测量，单眼屈光终点测试。

特别需要注意的是，散光的配戴者在验配过程中，需注意配戴者对轴位微调的敏感度，以此预估散光接触镜验配的成功率。对于多焦点接触镜的配戴者，主视眼的测量会对配后评估和调整起关键作用，如果配戴博士伦渐进多焦点接触镜后出现不适的情况，可以通过“近用不清晰调整副眼，远用不清晰调整主眼”的原则进行调整。

3. 终结阶段　在确定单眼精确光度后进行双眼平衡、老视检查、眼位和眼球运动以及立体视觉等视功能检查，包括调节幅度、集合近点、眼外肌运动、遮盖试验、立体视觉等，这些可以判断患者除了屈光不正之外是否还有其他视觉问题，比如习惯性视疲劳、缺乏立体视觉等都可以通过专业检查做进一步筛查，并给予相应的解决方案和处理方法。

二、专业配镜

它主要体现在专业场所、专业设备、专业人员、专业流程、专业产品。

1. 专业场所　软性接触镜对于验配场所资质有着严格的要求：经营场地总面积不低于40平方米，应设置接触镜专用柜台、检查室、验光室和配戴室（包括洗手池、烘手器和紫外线消毒灯），各室之间应有明显区域划分和标识，保持良好的环境及卫生条件，配戴器具专人专用，不得混合使用。同时还需要有严格的验配管理规范流程，使用产品销售跟踪记录，对所有配戴者建立档案（包括配戴者编号、姓名、性别、年龄、验配日期、验配机构、验配人员、产品名称、规格等），保存验配记录、复查记录。只有具备了上述资质的场所才可以进行软性接触镜的验配。

建议消费者到具有专业资质的验配场所完成眼部健康检查或复查，在有验光处方及专业人士的建议和指导下，选择有医疗器械许可的专业机构或者线上有互联网医疗器械经营许可证、品牌方直接授权的正规电商平台选配接触镜及其护理产品。

2. 专业设备　接触镜的验配过程需要借助多种专业仪器设备辅助完成，除了门店常见的视力表、镜片箱、电脑验光仪、综合验光仪，还需要角膜曲率计、裂隙灯显微镜、检眼镜等设备。有些门店和视光中心还会使用检眼镜和眼底照相机等专业设备进一步检查眼底（视盘、视网膜及脉络膜）的健康状况。

3. 专业人员　眼镜零售门店应至少配备 1 名中专以上学历或初级以上职称的相关专业人员（眼视光学、视光与配镜、眼科学和光学仪器），另外至少配备 1 名中级以上（含中级）验光员（劳动部门认可资质），而从事接触镜验配的医疗机构还应配备至少一名眼科医师和一名中级以上（含中级）验光员。

专业人员对于接触镜的验配成功起着重要作用，尤其在功能性接触镜，比如博士伦清朗渐进多焦点接触镜的验配方面。

4. 专业流程　软性接触镜的验配是一个严格而科学的医疗过程，必须经过一系列的专业检查，科学地确定镜片类型、配戴方式和护理系统，才能对配戴效果有更高的可预见性。尤其对于“问诊、眼

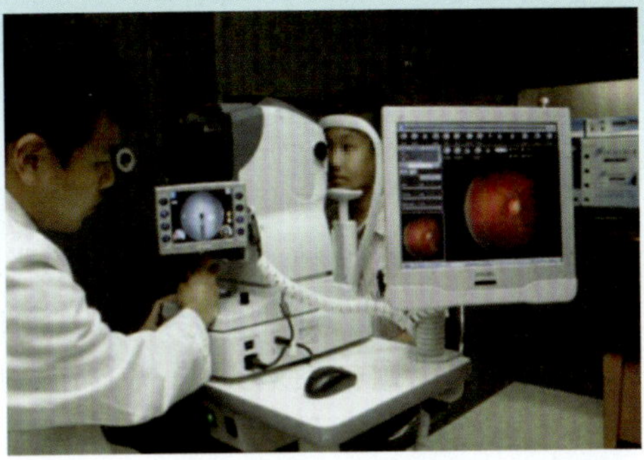

▲ 眼表专业检查

部健康检查、试戴配适评估”更应特别关注。

（1）问诊：目的在于了解消费者的具体配镜需求，既往接触镜配戴史（年限、品牌、类型、屈光度、如何配戴 / 护理、戴镜过程中遇到的困难等），了解消费者的生活 / 工作环境、配镜意愿、逗留时间等，以及既往病史（全身 / 眼部健康状况、用药情况等），这些信息将为选择适合的接触镜提供依据。

（2）眼部健康检查：目的是检查消费者眼睛的健康状况、测量眼部的参数。对配戴者的双眼进行全面健康检查，按照从右到左、先健眼后患眼、从前到后的顺序，通常遵循：眼睑–睑缘–睫毛–泪器–睑结膜–球结膜–结膜囊–角膜巩膜缘–泪膜–角膜–前房–前房角–虹膜–瞳孔–后房–晶状体。检查完毕，根据眼科眼表分级记录并描述清晰，告知眼睛健康检查的结果，并根据检查给予专业配镜的建议。

（3）试戴配适评估：试戴可以帮助提前预估镜片在眼内的表现，提高配镜成功率。通常配适评估需在戴镜后 15 分钟进行，特殊镜片，如散光镜片、高含水镜片等，建议 20 ～ 30 分钟后再进行评估为宜。

接触镜配适评估通常包括：①中心定位和覆盖度；②移动度；③主观感觉。

5. 专业产品　随着科技水平的不断提升，接触镜出现了很多创新材料、新型生产工艺、新的镜片设计等，能更好地满足消费者对于视力和健康方面的需求，也为视光师提供了多种可选择的解决方案。

三、规范护理

接触镜从戴入眼睛的那一刻起，镜片表面就会产生沉积物，这些沉积物主要来自于自身眼表泪液中的蛋白质和油脂。随着接触镜和眼睛的亲密接触，这些物质会附着在镜片上，加之环境的污染，镜片容易积聚沉淀物，如果没有及时有效地规范护理镜片，会影响配戴效果和眼部的健康，因此，戴镜者必须按照科学规范的步骤护理接触镜，减少镜片沉淀物和致病微生物的污染，保持镜片清洁可戴的状态。

规范护理中两个重要体现为镜片的正确摘戴和镜片的正确护理流程（参见“软性接触镜安全监控倡议书”）。

四、定期复查

配戴者在回归自我生活及工作环境时，也有可能因为各种实际问题而忽略了健康配戴的重要性，引发配戴不适。因此，在软性接触镜配发后，须强调配戴者的日常随访及定期复查的重要性。

定期复查是完整安全配戴镜片流程的延续，是健康配戴接触镜的保障。

定期复查包括两个方面：

（1）眼部健康与镜片复查：软性接触镜完全覆盖角膜表面，因其直接接触人的角膜、泪膜、结膜等眼部组织，接触镜的戴入会给眼部环境带来一定的影响与改变。有的影响和改变并无实际表现，不能使配戴者及时察觉，需要专业验配者通过戴镜或摘镜进一步检查确认。

（2）镜片配适评估复查：在确定了眼部情况和镜片之后，镜片配戴后在眼内的实际表现同样也需要进行再次确认复查，配戴一段周期的接触镜松紧度、滑动度、矫正视力的情况是否与配发时相同？如不同是否可接受？不可接受如何进行调整？如需要调整，如何有效调整？都需要通过复查得到答案

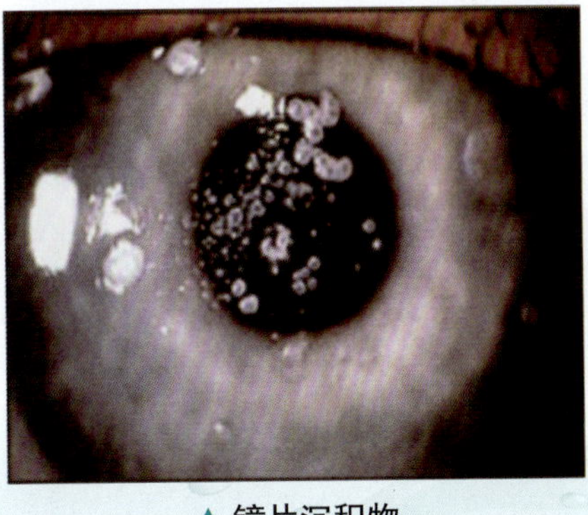

▲ 镜片沉积物

并提出解决方案。

所有的从业者都应该在接触镜实际验配工作中，兼顾接触镜“视光商品”和“三类医疗器械产品”的双重属性，提供一整套全面的医疗保健服务。严格地遵循软镜接触镜健康配戴“四步走”的要求，能及时跟踪顾客的使用情况，及时发现问题、解决问题，做到预防大于治疗，实现接触镜的安全有效监控，利于行业健康发展。

6 软性接触镜护理系统发展与眼健康

作为矫正屈光不正的有效方法之一，软性接触镜因其方便、美观、光学性能良好、柔软舒适等特点在现代生活中越来越普及，近年来随着功能性软性接触镜的大力推广，软性接触镜在越来越多的屈光不正人群中发挥着重要作用。而其中接触镜护理产品的选择在接触镜的安全健康配戴中起着重要的作用，随着科技的不断发展，护理系统也是经过了“消毒、清洁、贮存系统”“双氧水系统”到“多功能护理液系统”的进步和发展[1]。本文根据软性接触镜护理系统的历史发展来介绍和梳理护理系统在近几年取得的重大进展，同时展望护理系统未来的发展趋势。

一、消毒、清洁、贮存系统

1. 消毒　软性接触镜消毒的目的是减少或清除镜片上的微生物，消毒方法有很多，包括化学消毒、加热消毒、超声波消毒、紫外线消毒、微波消毒等。

2. 清洁　定期更换的软性接触镜会有一定频率的戴镜摘除步骤。镜片在眼表时是被泪膜覆盖的，每次瞬目后泪液蒸发，表面的湿润性降低会使沉淀加速，同时还受外界污染物的影响，其表面会积聚沉淀物，需要在镜片取出时，对镜片进行清洁。

3. 蛋白质去除和贮存　泪液中的蛋白质成分和微生物的蛋白质成分常常聚集黏附在镜片表面及深层，形成蛋白质沉淀物或是胶冻块。蛋白质沉淀物可引起戴入后不适、视物模糊和其他眼部并发症，蛋白质沉淀物的变形收缩会引起镜片透明度下降、透氧性降低、变硬变形和参数改变。临床上主要应用蛋白水解酶来清除镜片上所沉积的蛋白质。蛋白水解酶在水的存在下可使肽键断裂，在揉搓等机械作用下从镜片上脱落。蛋白水解酶可使短链蛋白进一步分解为氨基酸和水。由于蛋白酶不稳定，应当避光保存。此外，蛋白水解酶的存留会对眼部组织有毒性，因此，使用蛋白酶浸泡镜片后，一定要冲洗干净才能使用[2]。

软性接触镜在不用时必须浸泡在护理液中，否则镜片会脱水干裂。长期贮存的镜片，护理液应每周更换。蛋白酶片的使用频率应该根据戴镜的次数和频率而定[3]。

二、双氧水消毒系统

双氧水消毒系统又称过氧化氢消毒系统，过氧化氢是非选择性抗微生物制剂，常用浓度是 3%。其消毒的特点为杀菌效能高，能很快产生可与许多细胞成分结合的氧自由基；反应结束后代谢成水和氧气等无害成分，双氧水护理系统可以不添加防腐剂，从而明显降低护理液的过敏反应和毒性反应。需要特别注意的是，双氧水护理系统坚决不能直接应用于眼睛，坚决不能在镜片上滴用双氧水护理液后直接配戴，在配戴之前必须完全中和[2]。

三、多功能护理液系统

多功能护理液系统的出现是接触镜护理系统的一大跨越性发展，多功能护理系统集清洁、冲洗、消毒、储存和润滑作用为一体，使用方法简便，易于携带，有效提升了配戴者的依从性，清洁、消毒效能比单效能清洁剂或消毒剂高，防腐剂浓度低，不易在镜片表面聚积，可直接接触眼睛，匹配性强，可适用于水凝胶、硅水凝胶及彩色镜片。鉴于以上诸多优点，多功能护理系统已经成为目前市场上最主要的护理系统。下面主要从多功能护理液的基本功能和进展展开讨论：

1. 清洁　多功能护理液的基本功能均包括镜片的清洁，在GB19192中，清洁定义为“去除蛋白质、有机物、污物等的处理”[4]。多功能护理液中的清洁剂主要是聚合物表面活性剂，通过表面活性剂分子的两亲结构降低溶液表面张力，再结合机械的方法（例如揉搓）除去结合在镜片表面的沉淀物、碎屑、微生物与生物膜。据统计，正常配戴的软性接触镜平均每片镜片上蛋白质沉积量为314 μg。经过认真清洗，接触镜表面所污染的微生物仅剩1%左右，所黏附的棘阿米巴亦大大减少[5]。

去蛋白酶片通常每周应用一次，以清除蛋白质沉淀，亦有助于微生物的清除，但是去蛋白酶片的清洁效果有一定的限制。据观察，接触镜配戴1分钟即有沉淀发生，因此较为理想的是增强护理液的去蛋白功能，采用表面活性剂和螯合剂的组合物已经取代了蛋白水解酶在接触镜护理液中的作用，业已证明，较好的组合为聚氧乙烯聚丙烯醚嵌段共聚物与EDTA-2Na。螯合剂EDTA-2Na通过螯合钙离子，把蛋白质沉淀物从镜片上脱离下来，聚氧乙烯聚丙烯醚嵌段共聚物则将蛋白乳化分散在水溶液中，有效从镜片去除，形成保湿层[6]。

2. 消毒　医学上将抗微生物的效能分为三级：灭菌、消毒、防腐。灭菌是指杀死物品中的一切微生物（包括芽孢）的措施。根据护理液的消毒效能，国际标准ISO14729定义了两种不同的产品类型，一类为角膜接触镜的消毒产品，另一类为角膜接触镜部分消毒产品。不同产品对应不同检测要求（见表6-1）。

（1）角膜接触镜的消毒产品：该类型的角膜接触镜护理液其试验测试要求能通过独立消毒试验的主要标准。试验要求对细菌（铜绿假单胞菌ATCC9077、金黄色葡萄球菌ATCC6538和黏质沙雷菌ATCC13880）的杀菌率不低于99.9%（3.0对数值），对真菌和酵母菌（白念珠菌ATCC10231和茄科镰刀菌ATCC36031）的杀灭率不低于90%（1.0对数值），并于推荐的最短浸泡时间4倍以上的时间里，菌数不增加（试验误差在±0.5个对数内）。

表 6-1 FDA 对角膜接触镜护理液消毒微生物的标准

病原体	独立消毒试验标准（STAND ALONE TEST）	护理程序消毒试验标准（REGIMEN TEST）
• 铜绿假单胞菌 • 金黄色葡萄球菌 • 黏质沙雷菌	杀菌率不低于 99.9%（每种病原体减少量不低于 3.0 对数值）	• 每种病原体减少量不低于 1.0 对数值 • 所有病原体减少量不低于 5.0 对数值 • 按照清洁和揉搓程序病原体少于 10 CFU
• 白念珠菌 • 茄科镰刀菌	杀灭率不低于 90%（每种病原体减少量不低于 1.0 对数值）	• 病原体处于抑制静止状态 • 按照清洁和揉搓程序病原体少于 10 CFU

（2）角膜接触镜部分消毒产品：当护理液的消毒性能不能通过独立消毒试验的主要标准时，国际标准要求通过独立消毒试验的次要标准，即能达到三种测试细菌菌株的减少量平均值的总和最低不得少于 5 个对数值，并且每一种单一细菌菌株的减少量最低不得少于 1.0 对数值；在推荐浸泡期内对于酵母菌以及真菌则于试验误差 ±0.5 个对数值时要能发现有抑制作用；通过次要标准后，护理液尚需要通过镜片护理程序消毒试验，该试验要求将使用的细菌和真菌菌种 $10^5 \sim 10^6$ CFU（菌落形成单位）接种于接触镜镜片上孵育，然后在制造商推荐的最短时间周期内浸泡，经过揉搓、冲洗处理后进行菌落计数，镜片上菌落数残留不得大于 10 CFU。在试验过程中，根据护理液的不同使用对象，选择相应的镜片作为载体进行试验。通过独立消毒试验的次要标准和镜

片护理程序消毒试验标准测试者定义为接触镜部分消毒产品[5]。

（3）护理液在消毒方面的进展：市场上使用较广泛的消毒剂成分为聚合双胍，如聚胺丙基双胍、聚胍氯化氢。灭菌效能比常用的防腐剂高，而且毒性较低。胍基有很高的活性，使聚合物成正电性，故很容易被通常呈负电性的各类细菌、病毒所吸附，从而抑制细菌、病毒的分裂功能，使细菌、病毒丧失生殖能力[7]；加上聚合物形成的薄膜堵塞了微生物的呼吸通道，使微生物迅速窒息而死亡。例如 ReNu MultiPlus 的消毒成分是聚胺丙基双胍，根据上述消毒性能标准测试，该护理液完全达到了独立消毒试验所测试的所有微生物的消毒效果，并且聚胺丙基双胍是高分子聚合物，不易被动物组织吸收，从而大大降低了其毒性，因此属于无毒物质，对环境也无污染[8]。

新型护理液创新性使用了双重消毒系统的防腐剂（聚胺丙基双胍和聚季铵盐 -1），在进一步提高消毒性能的同时降低毒性反应。也有护理液使用三重消毒系统的防腐剂（聚胺丙基双胍、聚季铵盐和己联双辛胍二盐酸盐）。

3. 仿生学在多功能护理液中的应用　仿生学是一门新兴科学，源于自然界形形色色的生物自身的奇异功能和本领给人类的诸多启发，通过研究和学习大自然生物解决问题的方法，模仿这些本领，人类将大自然的最佳创意应用到现代技术和产品，这就是仿生学。在软性接触镜护理液上，科研人员参考人眼生理状态的自然防御和调控的过程，向眼球自身学习，研发了3种源自眼睛的创新科技，包括：参考人体泪膜以及其成分的杠杆作用，模拟这些成分的物理特性、结构和功能并保留其动态平衡；泪膜中的pH值、渗透压、黏性蛋白质达到相对生理平衡，一些重要蛋白质，如溶菌酶、乳铁蛋白和IgA等对角膜和结膜具有显著的保护作用；另外，黏液素（黏多糖）对湿润角膜表面具有重要的作用。

（1）pH值7.5与健康眼睛的泪液相似：新型护理液独特配方的pH值与健康泪液相似（图6-1），能够维持眼睛的自然状态，同时使双重杀菌系统发挥最佳功效。

（2）采用泪液中的天然保湿因子——透明质酸（HA）：泪液及眼角膜上皮层表面均存在天然保湿因子HA，其具有保持角膜表面湿润、稳定泪液膜的作用，并具有抗炎性能和促进创伤愈合、抗氧化损伤防护的效应。

在护理液中添加这种天然HA，可进一步增强多功能接触镜护理液的保湿和防护性能。实验证明，HA可以在硅水凝胶镜片和水凝胶镜片表面停留长达20小时（图6-2）。

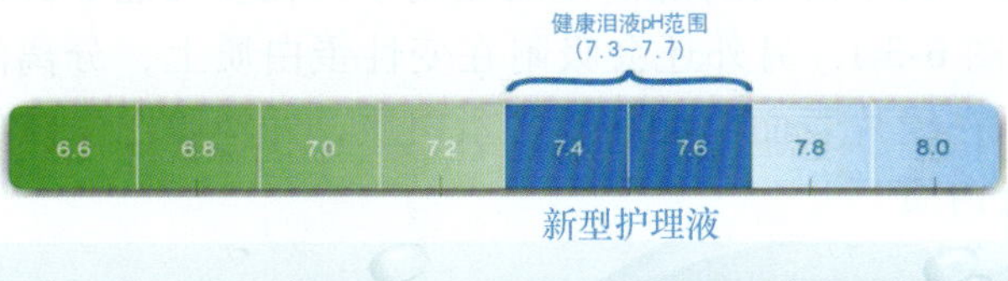

图6-1　健康泪液pH值

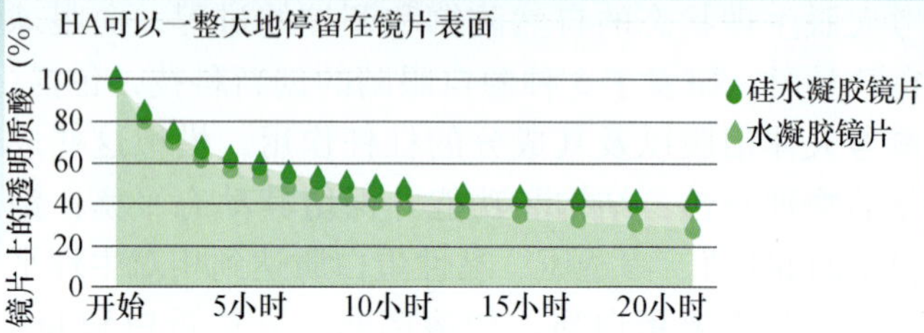

图 6-2 HA 在软性接触镜表面的保持时间

（3）智能蛋白质管理——保持泪液中蛋白质的活性：泪液中某些蛋白质是眼睛天然防御系统的重要部分。目前发现泪液中的 491 种蛋白质里，浓度较高的仅有几种，主要有溶菌酶（lysozyme）及乳铁蛋白（lactoferrin）。自然状态下，蛋白质保持其固有的抗微生物特性：溶菌酶作为强力抗菌酶类，通过水解细菌的细胞壁对链球菌和葡萄球菌有杀灭作用；乳铁蛋白则可抑制不同病原微生物的生长，如大肠埃希菌、流感病毒、链球菌、葡萄球菌、假单胞菌等，而且两种蛋白质会发挥协同作用。新型护理液中的特殊成分可以围绕并保护泪液中的蛋白质，使得泪液中的蛋白质可以保持其内在的抗菌活性，并能保持泪液中有益蛋白质的天然状态。其中溶菌酶的活性明显高于其他多功能护理液（图 6-3），另外还会吸附在变性蛋白质上，分离溶解在镜片表面沉淀的变性蛋白质，并清除已变质的蛋白质[9]。

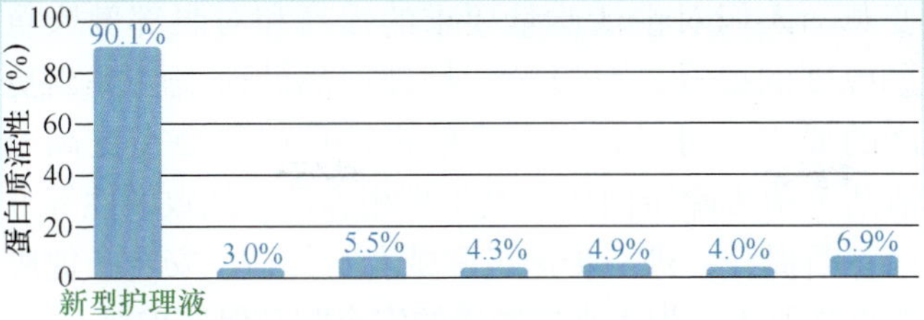

图 6-3　多功能护理液中溶菌酶活性

四、理想的软性接触镜护理系统具备的特征

从护理系统的发展可见，理想的软性接触镜护理系统具备以下特征：

1. 杀菌性好，能强效杀灭致病微生物。适合的杀菌性能是衡量护理液优劣的最基本条件，盲目提高杀菌性能会带来眼部的刺激和不适，而杀菌性能不足则会导致消毒不彻底。

2. 良好的清洁性，能有效去除镜片沉积物。

3. 持久的湿润性。在护理液中加入一些润滑成分或保湿因子能够提高湿润性和配戴舒适感，但这种成分并非越多越好，因为过于黏稠的护理液不但会影响护理液的冲洗能力，而且会降低清洁效果。

4. 毒性小，对眼部刺激轻微。护理液需要与泪液的主要成分相一致，确保具有相近的盐分、pH 值等，以避免对眼睛造成刺激[10]。

综上可见，目前接触镜护理液在最基本的杀菌性、清洁性、湿润性和低刺激性方面的研究已经取得了巨大的进展，然而随着接触镜整体技术的发展变革、人们对生活质量要求的提高和对眼部健康重视程度的提升，对接触镜护理产品的研发会提出更高的要求，可以预料，接触镜护理产品会在更高效清洁杀菌去除蛋白质、高生理相容性、低致敏性等方面不断提升，进一步满足配戴者对舒适、安全、健康的更高要求，为未来接触镜的安全配戴保驾护航。

参考文献

［1］吕帆，毛欣杰，姜君，等.临床指南：角膜接触镜护理液［J］.中国眼镜科技杂志，2005，10：78-79.

［2］吕帆.接触镜学［M］.3版.北京：人民卫生出版社，2017：70-72.

［3］吕帆.角膜接触镜学［M］.1版.北京：人民卫生出版社，2004：110.

［4］国家标准：GB19192-2003隐形眼镜护理液卫生要求.北京：中国标准出版社，2003.

［5］杨晓.软性角膜接触镜护理系统的新进展［M］//谢培英.软性角膜接触镜新技术新进展.北京：北京大学医学出版社，2008：56-68.

［6］陈思.硅水凝胶多功能护理液的研发［D］.上海：东南大学，2016.

［7］陈靖云，何涛.中和肉汤在隐形眼镜护理液中实用性试验研究［J］.眼视光杂志，2006，8（4）：257-259.

［8］苏伟东，卢桂宁，陆武韬，等.聚胺丙基双胍消毒剂杀菌性能及毒性研究［J］.中国消毒学杂志，2009，26（4）：385-388.

［9］谢培英.软性接触镜护理液的创新发展［J］.中国眼镜科技杂志，2012，3：148-150.

［10］刘昱，李瑞臻.博士伦公司角膜接触镜护理液专利技术综述［J］.河南科技，2018，6：55-57.

7 从近视防控谈接触镜与眼健康

一、“近视防控”成为社会关注焦点

现代社会近距离用眼增多，致使近视患病率不断上升，尤其儿童青少年近视率居高不下，近视低龄化、重度化日益严重，严重影响儿童青少年健康，成为困扰儿童青少年家庭、学校、社会的重大公共卫生问题。

二、近视防控相关报道

就我国儿童青少年近视防控问题，中共中央总书记、国家主席、中央军委主席习近平对保护青少年的视力健康作出重要指示：我国学生近视呈现高

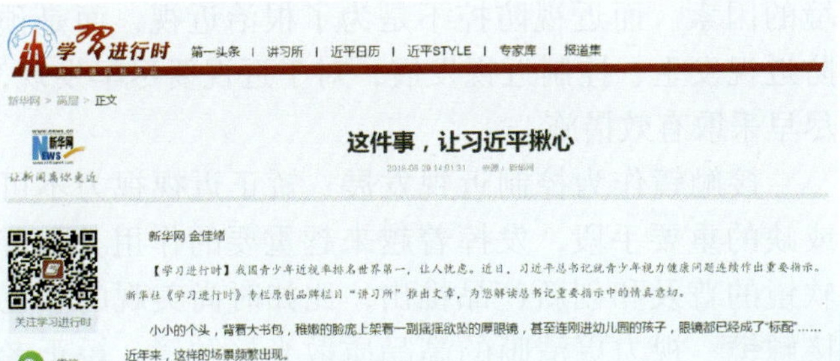
学习进行时　第一头条 | 讲习所 | 近平日历 | 近平STYLE | 专家库 | 报道集

新华网 > 高层 > 正文

这件事，让习近平揪心

2018-08-29 14:01:31　来源：新华网

新华网 金佳绪

【学习进行时】我国青少年近视率排名世界第一，让人忧虑。近日，习近平总书记就青少年视力健康问题连续作出重要指示。新华社《学习进行时》专栏原创品牌栏目“讲习所”推出文章，为您解读总书记重要指示中的情真意切。

小小的个头，背着大书包，稚嫩的脸庞上架着一副摇摇欲坠的厚眼镜，甚至连刚进幼儿园的孩子，眼镜都已经成了“标配”……近年来，这样的场景频繁出现。

关注学习进行时

微信

发、低龄化趋势，严重影响孩子们的身心健康，这是一个关系国家和民族未来的大问题，必须高度重视，不能任其发展。

教育部、国家卫健委等八部门共同制定了《综合防控儿童青少年近视实施方案》(以下简称《实施方案》)。《实施方案》明确了防控目标:《实施方案》还明确提出，到 2023 年，力争实现全国儿童青少年总体近视率在 2018 年的基础上每年降低 0.5 个百分点以上，近视高发省份每年降低 1 个百分点以上。到 2030 年，实现全国儿童青少年新发近视率明显下降，儿童青少年视力健康整体水平显著提升，6 岁儿童近视率控制在 3% 左右，小学生近视率下降到 38% 以下，初中生下降到 60% 以下，高中阶段学生近视率下降到 70% 以下。国家学生体质健康标准达标优秀率达 25% 以上。同时规定，将儿童青少年近视防控工作、总体近视率和体质健康状况纳入政府绩效考核，严禁地方各级人民政府片面以学生考试成绩和学校升学率考核教育行政部门和学校。

虽然近视确切的发病机制并未完全知晓，但可以肯定近视的发生既有自身遗传的因素也有外界环境的因素。而近视防控不是为了根治近视，而是预防近视发生、控制近视发展，对于近视要尽早发现，尽早采取有效措施。

接触镜作为控制近视发展、矫正近视视力不可或缺的重要手段，发挥着越来越重要的作用。随着软镜的普及和创新产品推出，比如时尚美观的彩色接触镜、视力更清晰的高品质散光接触镜、矫正老视和控制近视的渐进多焦点接触镜，同时，角膜塑形镜在国内不断推广，接触镜用户从 16 ～ 45 岁的主力人群，呈现越来越向两头（即低龄化和老年化）发展的趋势。如何确保接触镜配戴者，特别是儿童和青少年的接触镜验配及使用安全，也是近年来倍受关注的话题。

三、接触镜健康配戴问题的预防

市场上各种接触镜产品琳琅满目，种类繁多，一些未取得 NMPA（国家药品监督管理局）许可的产品也混迹其中，令消费者难以辨别；加之国内接触镜监管机制并不十分完善，消费者可以从多种非专业或不正规渠道购买，这就给接触镜配戴安全及配戴者眼睛健康埋下了隐患。因此，我们倡导应把确保“接触镜配戴安全和眼健康”的主要关注点从“出现问题解决治疗”转向“采取必要措施，提前预防”。

一般来说，控制接触镜相关问题的源头集中在：

1. 到规范有专业资质的机构验配接触镜。

2. 选配 NMPA 认证的有资质的专业产品。

3. 配戴者正确、规范使用和护理接触镜，做好定期复查。

由此可见，对配戴者的安全健康教育是重要和有效的预防措施，主要有三个方面：

第一，提高配戴者的安全认识。无论是专业验配机构或是配戴者，都需要了解接触镜作为第三类医疗器械产品，其验配及销售有严格的标准和流程。不进行配前的专业检查只注重价格等其他因素对配戴者的安全存在高风险。

第二，选择专业验配机构验配接触镜。配戴者应选择具备完善的验配资质的专业机构配镜。验配机构应重点着眼于以下几个方面来建设完善专业资质：

- 专业验配人才的培养
- 专业服务流程的建立及遵循
- 配戴者适配筛选
- 配戴者安全健康教育

除了专业环境和设备硬件必须符合资质要求以外，如上这四个方面也必须建立完善机制，才能更好地确保接触镜的安全配发和安全使用。

对于专业验配机构的资质、环境、场所要求等，在 2018 年出版的《中国眼镜科技杂志》第 4 月、6 月、9 月、10 月四期“博士伦专栏——接触镜与眼健康”中已做过详细阐述并收录在中国健康管理协会接触镜安全监控与视觉健康专业委员会制定的《软性接触镜安全监控倡议书》中。

第三，配戴者依从性问题。接触镜配发需要有严格和标准的专业流程，配戴者更需要严格按照使用说明及专业验配机构的建议正确使用和护理接触镜，并做好定期复查。只有在这样双方协同配合的前提下，配戴者的安全健康配戴才能获得最大的保障，才能最大程度做好“接触镜配戴安全和眼健康”的预防工作。

四、接触镜相关问题的处理

做好预防工作是关键，如果出现配戴引发的相关问题，就可以在预防环节来发现问题的根源。比较常见的接触镜相关问题表现为配戴不适、摘戴困难、眼红、异物感、视物模糊、眼睛干涩等，遇到以上情况，配戴者不用过于紧张，但要足够重视，及时到专业验配机构复查，或者咨询专业人员，进行眼睛和镜片的全面检查是必要的步骤。如果是相关并发症，或者是一些紧急的问题，应立即停止配戴接触镜，并及时就医，眼科医生或者专业验配师会及时处理，在专业人员评估眼健康状态后，再继续配戴接触镜，做好定期复查工作。

“近视防控”是国策，从中国青少年近视的发生率来看，可谓任重而道远，作为专业接触镜验配师更应该深入了解近视防控的正确方式，以及接触镜在近视防控中发挥的作用。面对越来越广泛的接触镜配戴者及趋低龄化的特点，接触镜的安全健康普及教育、深入教育以帮助配戴者提高安全防范意识，帮助提高配戴者的依从性及配合度，是接触镜安全监控成功的关键，有效确保接触镜配戴安全和眼健康，才能让接触镜在“近视防控”的国策中大放异彩！

8 MoistureSeal™ 技术新型硅水凝胶材料复曲面设计

自 1999 年硅水凝胶问世以来，人们认为其是接触镜材料中相对于传统 HEMA 材料的一个重大突破。虽然在水凝胶材料中加入硅胶可以显著提高材料的透氧性能，然而，硅胶含量增加也会导致镜片材料的本体和表面化学疏水性增加。为了应对这一挑战，硅水凝胶已经发展至第三代，每一代均有其独特的聚合物化学性质、表面处理方式和材料性能[1-2]。第一代采用等离子处理来屏蔽镜片表面的疏水性硅胶，以提高镜片的润湿性[1-3]。第二代加入了内部润湿剂，因此不再需要表面处理[1-2]。第三代使用了更长的硅氧烷链，因此，镜片只需更少量的硅胶即可实现高水平的透氧量。这使得第三代硅水凝胶与前代材料相比，能够实现更高的透氧量、更高的含水量以及更低的模量[1-2，4]。

随着材料科学的发展，开发出了一种全新的硅水凝胶材料——samfilcon A。这种材料具有两方面的独特性，其一为独特的化学组成，其二为独特的两步聚合过程，即 MoistureSeal™ 技术[5-6]。

在化学组成方面，samfilcon A 采用三种不同类型的硅胶聚合物的独特组合。长链硅胶提供低模量，而短链硅胶贡献大部分透氧量和结构完整性，从而实现良好的操作性[7]。硅胶聚合物的这种组成方式是通过数学建模法制定的，通过该方法，研究人员可以预测不同硅胶单体之间的相互作用，以优化材料性能，包括透氧系数（Dk）、模量、含水量和摩擦系数（COF）。该镜片的透氧性能（Dk/t）为 163×10^{-9}（cm · mlO_2）/（s · ml · mmHg）（以镜片中心厚度计），是市场中主要月抛硅水凝胶接触镜中较高的。当 Dk 增加（通过添加更多的硅胶）时，典型硅水凝胶材料的模量增加且含水量减少，这可能造成接触镜配戴体验的舒适度降低。然而，硅胶聚合物的专利组合使 samfilcon A 材料具有低模量和高含水量，以及优异的透氧量[7]。

Samfilcon A 材料的另一个关键创新是 MoistureSeal™ 技术，其代表了该材料与两步聚合过程相结合的重要成就。MoistureSeal™ 技术的第一步从长链和短链硅胶聚合物的聚合开始，以形成柔性硅胶基体[5-7]。

聚合过程的第二步涉及延迟添加聚乙烯吡咯烷酮（PVP）——一种内部润湿剂，以在整个硅胶基体中实现永久缠结。PVP 是一种高度溶于水的保湿剂，具有生理相容性、无毒性、基本化学惰性、耐温性、pH 稳定性、非离子性和无色性。添加到镜片材料中可以提高含水量，当其在硅胶骨架内部和周围交织时，可以保证材料的润湿性[5-7]。

PVP 还被成功地添加到其他一些硅水凝胶接触镜中，以改善材料的润湿性（如 senofilcon A）。而在其他这些工艺中，硅水凝胶材料是先用完全形成的大 PVP 分子制造，然后再加入硅胶（图 8-1A）。MoistureSeal™ 技术在第一步从硅胶骨架开始，然后在第二步，PVP 在硅胶基体周围和整个基体中原位聚合（图 8-1B）。这种 PVP 从其分子结构单元开始"生长"的过程使 PVP 的利用达到最大化，并使该材料中的可用 PVP 四倍于其他硅水凝胶材料（例如 senofilcon A）[8]。MoistureSeal™ 技术有助于镜片整天保持高含水量。丰富的 PVP 给整个镜片带来高水分和润湿性，而不仅仅是在其表面。研究表明，samfilcon A 镜片在配戴 16 小时后仍可以保持 95% 的含水量[9]。

一、表面平整度和完整性

除了优异的润湿性[5-7]，MoistureSeal™ 技术还为 samfilcon A 镜片提供了优异的表面平整度和耐用性。对于铺展泪膜、减少摩擦、提供精密光学系统

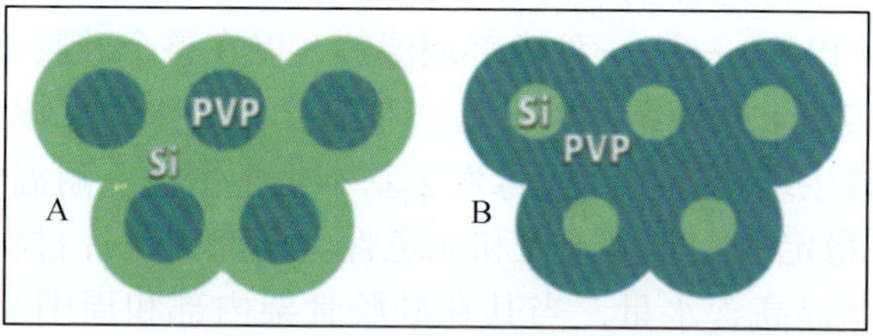

图 8-1　A. 在其他工艺中，硅水凝胶材料是先用完全形成的大 PVP 分子制造，然后再加入硅胶。**B.** 采用 Bausch + Lomb MoistureSeal™ 技术，首先形成硅胶骨架，然后 PVP 在硅胶骨架周围"生长"，从而使硅胶分子被完全掩蔽，并使最终镜片材料中的 PVP 含量显著增加

以使镜片能够承受日常配戴和维护程序的影响，这些表面特性至关重要。

Wygladacz 等人[7，10]将 samfilcon A 镜片的表面平整度和耐用性与市售的其他一些硅水凝胶镜片进行了比较。在未配戴（刚从包装中取出）和已配戴条件下，采用原子力显微镜（AFM）对 samfilcon A、senofilcon A、comfilcon A 和 lotrafilcon B 接触镜的形貌和表面平整度进行了评价。使用基于 PHMB 的多功能护理液（samfilcon A、comfilcon A 和 lotrafilcon B 镜片，30 次循环操作，每月更换；senofilcon A 镜片，15 次循环操作，每两周更换），通过揉搓 / 冲洗循环操作模拟镜片配戴的影响。AFM 研究结果表明，samfilcon A 镜片的表面非常平整，其形貌未受模拟镜片配戴循环操作的影响，如图 8-2 所示。

在同一研究中，Wygladacz 等人[7，10]还利用 X 射线光电子能谱（XPS）研究了所有被检查的新镜片和经循环操作的镜片在干燥状态下的表面元素组成。虽然有些镜片在揉搓 / 冲洗循环操作后元素组成发生变化，但 samfilcon A 在揉搓 / 冲洗循环操作后的元素组成未显示有任何差异。AFM 和 XPS 的研究结果表明，samfilcon A 材料的表面耐用性优于其他受试的硅胶水凝胶镜片（结果具有统计学意义），并且能够满足计划更换镜片配戴时间表的严格要求。

二、防止脱水

如今，接触镜配戴者使用数码设备的时间较多。

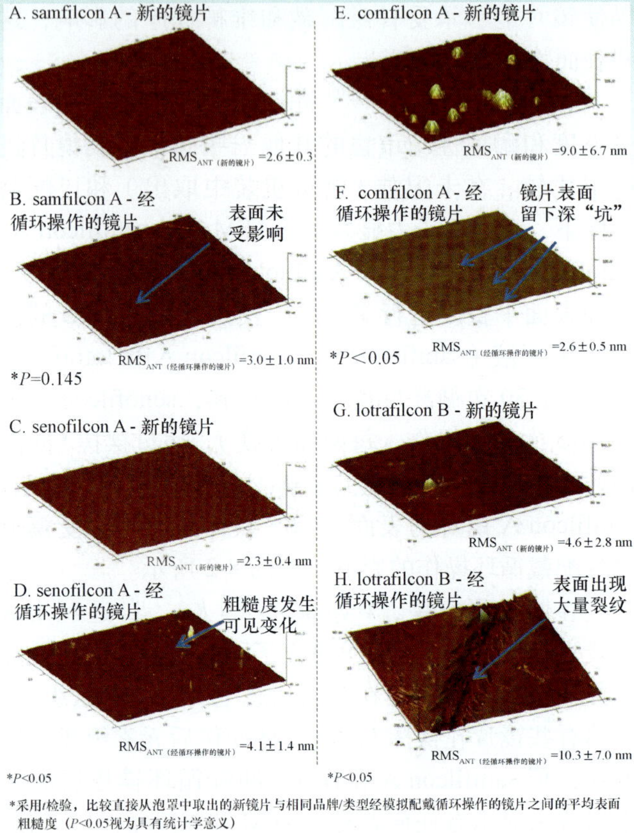

图 8-2 AFM 表面形貌图像（40 μm×40 μm）。新的（**A**）和经循环操作的（**B**）samfilcon A 镜片表面；新的（**C**）和经循环操作的（**D**）senofilcon A 镜片表面；新的（**E**）和经循环操作的（**F**）comfilcon A 镜片表面；新的（**G**）和经循环操作的（**H**）lotrafilcon B 镜片表面

一项研究表明，如今人们每天使用科技或电子设备的时间超过 10 小时[11]。使用数码设备是导致接触镜停戴最重要因素之一[12]，可能导致患者眨眼次数减少[13]，从而导致镜片脱水。对于需长时间用眼的接触镜配戴者，其面临的棘手问题是防止镜片脱水和维持镜片前泪膜（PLTF）的稳定性。PLTF 的质量和稳定性会影响接触镜配戴者的舒适度和视觉体验。

Hovinga 等人[14]使用如图 8-3 所示的光学平台装置评价了 4 种类型接触镜（samfilcon A、senofilcon A、lotrafilcon B 和 comfilcon A 材料）的图像质量。镜片安装在非球面 PMMA 模型角膜上，该角膜模拟正常人眼光学区和物理尺寸，角膜曲率半径为 7.8 mm，瞳孔直径为 6 mm，球面像差为＋ 0.18 mm。如图 8-4 所示，美国空军（USAF）分辨率测试标靶包含一系列表示特定空间频率的 3 条水平和垂直线，通过光学系统投影，图像由装置另一端的 CCD 摄像机采集。

在温度为 70 T（约 21 ℃）、相对湿度为 50% 的室内条件下，通过每个镜片采集 USAF 标靶在不同时间的多幅图像。每 10 秒采集一次图像，总共 30 秒，结果如图 8-5 所示。结果表明，samfilcon A 镜片在整个 30 秒期间的图像清晰度保持一致，而其他镜片的整体图像对比度降低或图像清晰度降低。

在一项近期研究中，Schafer 等人[15]证明了 samfilcon A 接触镜与 senofilcon A 接触镜在 10 名受试者配戴 16 小时后的表面润湿性和保水性。延长眨眼时间（EBT，从停止眨眼到看不清视力表上阈值字

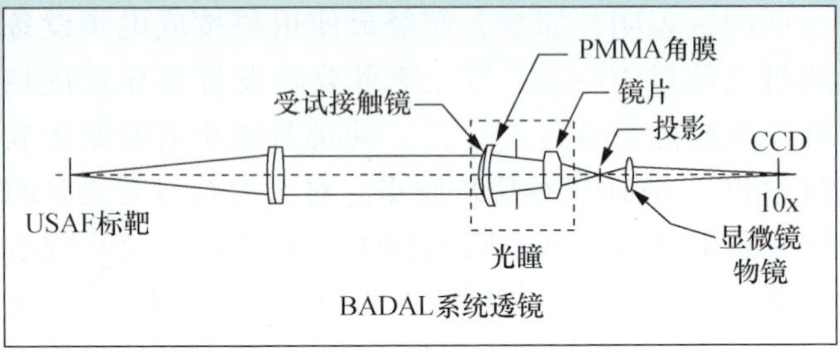

图 8-3　光学成像台布局

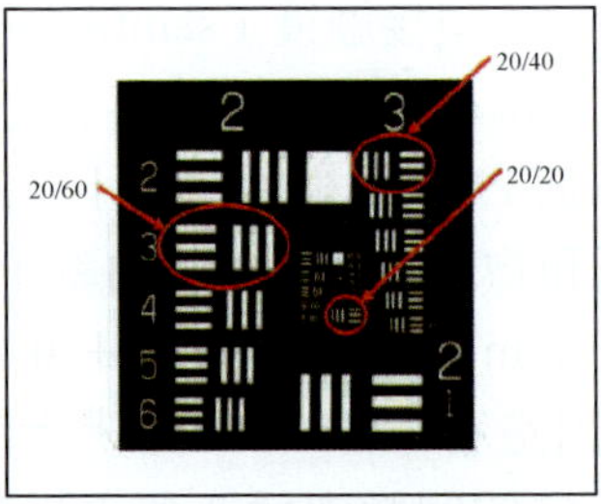

图 8-4　USAF 标靶 -1951

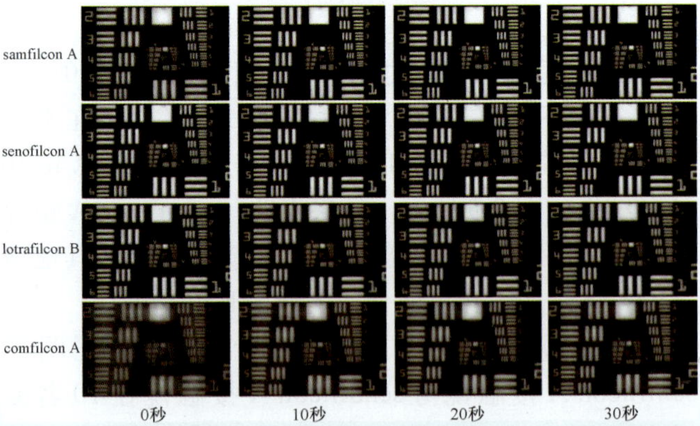

图 8-5　一个时间范围内的 USAF 图像，模拟的时间范围代表长达 30 秒的眨眼周期

近视进展比单光软镜组少 0.34D，同时加权平均后的 MFSCLs 组眼轴延长比单光软镜组少 0.15 mm。

三、多焦点软性接触镜近视控制效果展望

对比近视临床研究发现，不同研究者选择的受试者年龄、屈光度、随访时长、处理方法等均不同，很难对它们进行比较。因此出现了“近视控制率”，即（实验组－对照组）/ 对照组 ×100%。目前已有文献报道，MFSCLs 的近视控制率介于 25% ～ 72%，优于 PALs，但劣于 OK 镜和阿托品。其中控制率为 72% 的研究选择了特殊的受试者——近视伴内隐斜，同时采用了特殊个性化下加的 MFSCLs，即其下加度可完全矫正内隐斜。任何一种近视控制手段都不能“包治百病”，MFSCLs 也一样，对于它的优势不要妄自菲薄，但同时要正视它的弱势。

MFSCLs 的设计原理类似于双光镜或镜 PALs，但是它的近视控制效果要好得多，可能是因双光镜和 PALs 的使用方式比较复杂。首先，为了让控制区对准瞳孔，青少年和儿童戴 PALs 时镜框必须稳定不动，但这几乎不可能实现，镜框肯定会因为出汗等原因而在鼻子上滑动。而 MFSCLs 一经配戴，就能全天稳定在眼球上。其次，为了使 PALs 产生最大的效果，青少年必须用下加区来视近，因此他们采用独特的姿势来视近，即头高眼低，或头不动，眼下转。这个姿势既不舒适，还会产生像跳。最后，双光镜和 PALs 设计只考虑到传统的阅读者，即看书，

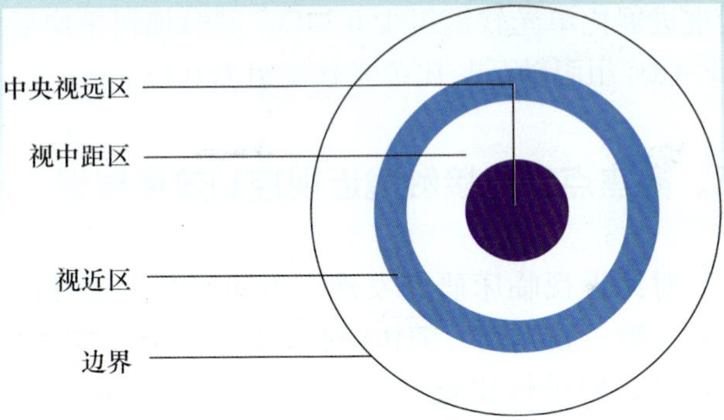

图 11-2 周边下加多焦点设计。中央视远区无下加，视中距区下加＋ 1.00D，视近区下加＋ 2.00D

下加度数越高，相对近视性离焦产生越大，近视的控制效果就会更好。但是目前仍缺少数据来证实这一点。还需要引起注意的是，下加度数越高，使用者的视觉质量会越差。监测使用后的视力和视觉质量非常重要，以防出现视力下降和视觉质量变差，可定制使用者能接受的最大下加度数。此外，还应该评估 MFSCLs 使用者的双眼视功能。

作为新型近视控制手段，目前只发现了 5 篇关于 MFSCLs 的研究。研究分布于美国、新西兰、中国香港和中国大陆。受试者年龄介于 8 ～ 18 岁，其中有 214 人接受 MFSCLs 治疗，并随访 10 ～ 24 个月。其中 3 项研究选择＋ 2.00D 的下加，1 项＋ 2.50D，1 项为个性化下加，此外，4 项选择了双焦设计，1 项为渐进设计。

异质性分析后发现，加权平均后的 MFSCLs 组

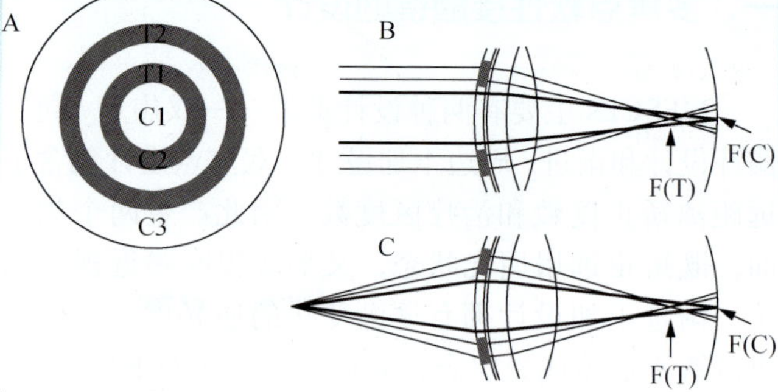

图 11-1 双焦点设计软镜。A. 矫正区（外缘）直径 C1 = 3.36 mm，C2 = 6.75 mm，C3 = 11.66 mm。治疗区（外缘）直径 T1 = 4.78 mm，T2 = 8.31 mm。B. 视远，矫正区 F（C）焦点位于视网膜上，而治疗区 F（T）焦点位于视网膜前，形成近视性离焦。C. 视近，矫正区 F（C）焦点仍位于视网膜上，而治疗区 F（T）焦点仍位于视网膜前，形成近视性离焦

下加区。周边治疗区包括 2 mm 内逐渐下加至＋ 1.00D 和 2.5 mm 内下加至＋ 2.00D 两个区域。

软镜材料为硅水凝胶，基弧 8.6 mm，直径 14.2 mm（图 11-2）。

二、多焦点软性接触镜的近视控制作用

MFSCLs 设计之初是针对老视，而且已经在临床上应用。由于可诱导出相对的周边近视性离焦，MFSCLs 已经成为近视控制的非常规（off-label）手段。无论何种设计，MFSCLs 都建议拥有视远足矫区和＋ 2.00D ～＋ 2.50D 的下加治疗区。理论上来说，

一、多焦点软性接触镜的设计

MFSCLs 主要有两种设计类型——双焦点 / 同心圆环设计和渐进 / 周边下加设计。双焦点设计包含了远距离矫正度数和治疗区度数，因此产生两个焦平面，既矫正远用屈光状态，又形成视网膜近视性离焦。渐进下加设计拥有逐渐变化的屈光度，使得中央区矫正远用屈光状态，周边区有渐变的下加度数。大多数 MFSCLs 研究在矫正远用屈光状态后都选择＋ 2.00D 的下加作为治疗区度数。

双焦点 / 同心圆环设计软镜包括中央矫正区，以及环绕的数圈治疗区和矫正区。这些区域形成两个焦平面。矫正区矫正屈光不正，而治疗区产生＋ 2.00D 的近视性离焦。这样设计是为了无论在视远还是视近时，均能在视物清晰的基础上保留近视性离焦。原则上中央矫正区应设计得尽量大，这样能保证充足调节刺激和清晰的视觉区域。但是，中央矫正区不能超过瞳孔直径，尤其是视近时的瞳孔直径，这样会使得治疗区处于瞳孔外而失去作用。参考了不同年龄和光环境下的瞳孔直径，双焦点镜对各个区域直径做出了选择。未来设计的时候，应该保证在瞳孔变化，尤其是瞳孔变大时矫正区和治疗区一样大。MFSCLs 材料为硅水凝胶，基弧 8.5 mm，直径 14.2 mm（图 11-1）。

渐进 / 周边下加设计软镜包括中央视远矫正区和逐渐增加下加的周边治疗区。中央视远矫正区包括半径 1.5 mm 无加下区和外绕一圈 1.5 mm 的＋ 0.25D

Orthokeratology Investigation（COOKI）pilot study. Optom Vis Sci，2004，81（6）：407-413.
[41] Santodomingo-Rubido J，Villa-Collar C，Gilmartin B，et al. Myopia control with orthokeratology contact lenses in Spain：refractive and biometric changes. Invest Ophthalmol Vis Sci，2012，53（8）：5060-5065.
[42] Hiraoka T，Kakita T，Okamoto F，et al. Long-term effect of overnight orthokeratology on axial length elongation in childhood myopia：a 5-year follow-up study. Invest Ophthalmol Vis Sci，2012，53（7）：3913-3919.
[43] Lam CS，Tang WC，Tse DY，et al. Defocus Incorporated Soft Contact（DISC）lens slows myopia progression in Hong Kong Chinese schoolchildren：a 2-year randomised clinical trial. Br J Ophthalmol，2014，98：40-45.
[44] Walline JJ，Greiner KL，McVey ME，et al. Multifocal contact lens myopia control.Optom Vis Sci，2013，90：1207-1214.
[45] Chia A，Chua WH，Cheung YB，et al. Atropine for the Treatment of Childhood Myopia：Safety and Efficacy of 0.5%，0.1%，and 0.01% Doses（Atropine for the Treatment of Myopia 2）. Ophthalmology，2012，119（2）：347-354.
[46] Chia A，Lu QS，Tan D. Five-year clinical trial on atropine for the treatment of myopia 2：myopia control with atropine 0.01% eyedrops. Ophthalmology，2016，123：391-399.
[47] Atchison DA. Optical models for human myopic eyes. Vision Res，2006，46（14）：2236-2250.
[48] Marsh-tootle WL，Dong LM，Hyman L，etal. Myopia progression in children wearing spectacles vs switching to contact lenses. Optom VIS Sci，2009，86（6）：741-747.
[49] Jalbert I，Stretton S，Vaduvilath T，et al. Changes in myopia with low-Dk hydrogel and high-Dk silicone hydrogel extended wear. Optom Vis Sci，2004，81（8）：591-596.
[50] Blacker A，Mitchell GL，Bullimore MA，et al. Myopia progression during three years of soft contact lens wear. Optom Vis Sci，2009，86（10）：1150-1153.

[30] Gwiazda JE, Hyman L, Norton TT, et al. Accommodation and related risk factors associated with myopia progression and their interaction with treatment in COMET children. Invest Ophthalmol Vis Sci, 2004, 45(7): 2143-2151.
[31] Sreenivasan V, Aslakson E, Kornaus A, et al. Retinal image quality during accommodation in adult myopic eyes. Optom Vis Sci, 2013, 90(11): 1292-1303.
[32] Mutti DO, Mitchell GL, Hayes JR, et al. Accommodative lag before and after the onset of myopia. Invest Ophthalmol Vis Sci, 2006, 47(3): 837-846.
[33] Berntsen DA, Mutti DO, Zadnik K. The effect of bifocal add on accommodative lag in myopic children with high accommodative lag. Invest Ophthalmol Vis Sci, 2010, 51(12): 6104-6110.
[34] Berntsen DA, Sinnott LT, Mutti DO, et al. A randomized trial using progressive addition lenses to evaluate theories of myopia progression in children with a high lag of accommodation. Invest Ophthalmol Vis Sci, 2012, 53(2): 640-649.
[35] Adler D, Millodot M. The possible effect of undercorrection on myopic progression in children. Clin Exp Optom, 2006, 89: 315-321.
[36] Chung K, Mohidin N, O'Leary DJ. Undercorrection of myopia enhances rather than inhibits myopia progression. Vision Res, 2002, 42: 2555-2559.
[37] Katz J, Schein OD, Levy B, et al. A randomized trial of rigid gas permeable contact lenses to reduce progression of children's myopia. Am J Ophthalmol, 2003, 136: 82-90.
[38] Gwiazda J, Hyman L, Hussein M, et al. A randomized clinical trial of progressive addition lenses versus single vision lenses on the progression of myopia in children. Invest Ophthalmol Vis Sci, 2003, 44: 1492-500.
[39] Correction of Myopia Evaluation Trial 2 Study Group for the Pediatric Eye Disease Investigator Group. Progressive-addition lenses versus single-vision lenses for slowing progression of myopia in children with high accommodative lag and near esophoria. Invest Ophthalmol Vis Sci, 2011, 52: 2749-2757.
[40] Wallinc JJ, Rah MJ, Jones LA. The Children's Overnight

视近同时视下。现代社会近距离阅读时不一定是视下的，如当下最流行的电脑。使用 PALs 来看电脑的话，就必须抬头，这会非常怪异且不适。MFSCLs 能解决以上 3 个问题，不需要训练，不依靠注视方向，只需要戴上即可。

基于已发表的关于 MFSCLs 的文献，MFSCLs 的评估并不完善。例如，它们的随访时长不一致，也未评估停止戴镜后的效果，停止后近视控制效果是否会持续一段时间，或者恢复到和戴单光镜一样的近视进展速度，或者反弹，即近视加深更快？此外，我们所获得的数据都来自已发表的文章，存在发表偏倚的可能，导致高估 MFSCLs 的效果。还有，进行近视临床研究时，许多混杂因素必须考虑，如起始屈光度、年龄、近视家族史等。比如，起始屈光度越高，青少年近视进展会越快。只有 1 项研究分析了起始屈光度、眼轴等因素，并得到与主效应阴性相关的结果（平衡混杂后，结果依旧可信）。此外有 2 项研究并未完全随机。1 项研究虽然平衡了性别和年龄，但是以 5 年前的单焦点软镜的结果作对照。另 1 项研究虽然平衡了性别、年龄、屈光度、眼轴和近视家族史，但是以单光镜作对照。以上原因使得 MFSCLs 完全转化到临床运用的路程变得漫长。

MFSCLs 为我们临床近视防控提供了一把新的武器。MFSCLS 利用中央矫正区和周边下加区，使得佩戴者在享受清晰视觉的同时获得近视性离焦来控制近视。我们应正视它带来的益处（优于 PALs 近视控制效果），直面它的缺陷（不能包治所有近视，近视伴内隐斜效果才好），同时对它进行完善，例如解决以下问题：如何个性化设计？什么患者应该选择MFSCLs？从几岁开始戴镜？每天佩戴时长是多久？什么时候可以停止戴镜？

参考文献

[1] Sankaridurg P，Holden B，Smith E，et al. Decrease in rate of myopia progression with a contact lens designed to reduce relative peripheral hyperopia：one-year results. Invest Ophthalmol Vis Sci，2011，52（13）：9362-9367.

[2] Anstice NS，Phillips JR. Effect of dual-focus soft contact lens wear on axial myopia progression in children. Ophthalmology，2011，118（6）：1152-1161.

[3] Walline JJ，Greiner KL，McVey ME，et al. Multifocal contact lens myopia control.Optom Vis Sci，2013，90（11）：1207-1214.

[4] Lam CS，Tang WC，Tse DY，et al. Defocus Incorporated Soft Contact（DISC）lens slows myopia progression in Hong Kong Chinese schoolchildren：a 2-year randomised clinical trial. Br J Ophthalmol，2014，98（1）：40-45.

[5] Aller TA，Liu M，Wildsoet CF. Myopia Control with Bifocal Contact Lenses：A Randomized Clinical Trial. Optom Vis Sci，2016，93（4）：344-352.

[6] Gifford KL，Richdale K，Kang P，et al. IMI-Clinical Management Guidelines Report. Invest Ophthalmol Vis Sci，2019，60（3）：184-203.

州医学院，2008.
[33] 吕帆，谢培英．角膜接触镜学．北京：人民卫生出版社，2004.
[34] Ames KS，Erickson P，Medici L. Factors influencing hydrogel toric lens rotation.Int Contact Lens Clin，1989，16：221-225.
[35] Morgan PB，Efron SE，Efron N，et al. Inefficacy of aspheric soft contact lenses fot the correction of low levels of astigmatism. Optom Vis Sci，2005，82（9）：823-828.
[36] Gundel R. Effect of cylinder axis on rotation for a double thin zone design toric hydrogel.Int Contact Lens Clin，1989，16：141-145.
[37] Holden BA. The principles and practice of correcting astigmatism with soft contact lenses.Aust J Optom，1975，58：279-299.
[38] Castellano CF，Myers RI，Becherer PD，et al. Rotational characteristics and stability of soft toric lenses. J Am Optom Assoc，1990，61（3）：167-170.
[39] 金婉卿，吕帆．环曲面软镜的临床验配分析 // 谢培英．软性角膜接触镜新技术新进展．2 版．北京：北京大学医学出版社，2009：40-47.
[40] Tomlinson A，Bibby MM. Lid interaction and toric soft lens axial location.Am J Optom，1982，59（3）228-233.
[41] Eghbali F，Hsui EH，Eghbali K，et al. Oxygen transmissibility at various locations in hydrogel toric prism-ballasted contact lenses. Optom Vis Sci，1996，73（3）164-168.
[42] Jurkus J，Furman DW，Colip MK. Stability characteristics of toric soft lenses. Int Contact Lens Clin，1993，20：65-68.
[43] Fanti P. The fitting of a soft toroidal contact lens. Optician，1975，169（4376）：8-16.
[44] Ukwade MT，Bedell HE，Harwerth RS. Stereopsis is perturbed by vergence error. Vision Res，2003，43（2）：181-193.
[45] Nilsson M，Stevenson SB，Leach N，et al. Vertical imbalance induced by prism-ballasted soft toric contact lenses fitted unilaterally.Ophthalmic Physiol Opt，2008，28（2）：157-162.
[46] Con S，Ng J，Carter D，et al. Solution to the contact lens

[18] Harris MG，Decker MR，Funnel JW. Rotation of spherical nonprism and prism-ballast hydrogel contact lenses on toric corneas. Am J Optom Physiol Opt，1977，54（3）：149-152.
[19] Sulley A，Hawke R，Lorenz KO，et al. Resultant vertical prism in toric soft contact lenses. Cont Lens Anterior Eye，2015，38（4）：253-257.
[20] Snyder C. Overcoming toric soft lens challenges. Contact Lens Spectr，1998，13（6）：2s-4s.
[21] Hans AJ，Weisbarth RE，McNally J. Clinical performance comparisons of toric soft contact lens designs. Int Contact Lens Clin，1987，14：16-20.
[22] Phillips AJ，Speedwell L. Contact Lenses. Edinburgh：Butterworth-Heinemann/Elsevier，2007.
[23] Gasson A. A comparative appraisal of front and back surface toric soft lenses. J Br Contact Lens Assoc，1980，3：131-136.
[24] Grant R. Toric soft contact lenses：a review. Optician，1995，209（5483）：16-24.
[25] Harris Mg，Laconic M，Ward J. Stability of back-toric prism-ballast hydrogel contact lenses. Am J Optom Physiol Opt，1978，55（1）：15-18.
[26] Remba M. Totic soft lense：a clinical review. Optom Monthly，1983，74：77-80.
[27] Gasson A. Back surface toric soft lenses. Optician，1977，174（4491）：6-11.
[28] Tomilison A，Chang F，HitchcookJ. A comparison of the stability of front and back surface toric soft lenses. Int Eyecare，1986，2：218-222.
[29] Jurkus J，Tomlison A，Gilbault DC，et al. The effect of fit and parameter changes on soft lens rotation. Am J Optom Physiol Opt，1979，56（12）：734-736.
[30] Goldsmith WA，Steel S Rotational characteristics of toric contact lenses. Int Contact Lens Clin，1991，18：227-230.
[31] Tomlinson A，Ridder WH 3rd，Watanabe R. Blink-induced variations in visual performance with toric soft contact lenses. Optom Vis Sci，1994，71（9）：545-549.
[32] 金婉卿 . 影响散光软镜配适的相关因素研究 . 温州：温

制近视。此外，软性接触镜的设计能控制进入眼内的光线成分和量，发挥光在近视控制中的作用。软性接触镜是理想的穿戴式设备的载体，可以嵌入微型电子元件，用于监测重要的环境因素，如光照水平、用眼距离和用于不同活动的时间。软性接触镜对于指导今后的近视介入治疗具有重要意义，对探讨近视发病机制也将发挥作用。

参考文献

[1] Li SM，Liu LR，Li SY，et al. Design，methodology and baseline data of a school-based cohort study in Central China：the Anyang Childhood Eye Study. Ophthalmic Epidemiol，2013，20（6）：348-359.

[2] Wu JF，Bi HS，Wang SM，et al. Refractive error，visual acuity and causes of vision loss in children in Shandong，China. The Shandong Children Eye Study.PLoS One，2013，8（12）：e82763.

[3] Sun J，Zhou J，Zhao P，et al. High prevalence of myopia and high myopia in 5060 Chinese university students in Shanghai. Invest Ophthalmol Vis Sci，2012，53（12）：7504-7509.

[4] 陈露．上海市少年儿童屈光发育现状及进展的纵向调查研究．上海：复旦大学，2012.

[5] Ma Y，Qu X，Zhu X，et al. Age-Specific Prevalence of Visual Impairment and Refractive Error in Children Aged 3 ～ 10 Years in Shanghai，China. Invest Ophthalmol Vis Sci，2016，57（14）：6188-6196.

[6] Wang X，Liu D，Feng R，et al. Refractive error among urban preschool children in Xuzhou，China. Int J Clin Exp Pathol，2014，7（12）：8922-8928.

[7] Ma Y，He X，Zou H，et al. Myopia screening：combining visual acuity and noncycloplegicautorefraction. Optom Vis Sci，2013，90（12）：1479-1485.

圆交换屈光度，通常被称为“双焦点光学”。这种双焦点设计有一个中心远距离矫正，包含有同心周边区域的矫正，产生与远距离矫正交替的近视性离焦。

研究者已经意识到，光线不只有聚焦在黄斑上才能控制眼轴的生长，周围视网膜对于调节眼睛生长也很重要。角膜塑形镜和中心视远设计的多焦接触镜、周边近视性离焦设计以及在光学区同时有矫正视远和近视性离焦的镜片均已被证明可以减缓近视的进展。它们可以通过提供两个光焦点来做到这一点：一个在视网膜上，一个在视网膜前。集中在视网膜前的近视模糊像证明是一种刺激眼轴生长减慢的因素，同心圆双焦点软性接触镜似乎比周边近附加多焦软性接触镜对近视延缓的效果更理想。

但目前设计的软性接触镜，其达到阻止近视进展的最佳近视性离焦量尚未确定；何种设计最理想，如何利用现代科技的发展，引用人工智能技术，在个性化设计上有所发展，仍需要进一步的研究。改进的接触镜材料延长安全配戴时间，这可能会为配戴者提供更大的灵活性和安全性。

五、展望

除上述应用特殊设计的方式使软性接触镜在近视控制中发挥作用外，其在控制近视中的作用还在其他方面得到拓展。新的材料和技术已经使软性接触镜能够承载药物或细胞来治疗眼部和系统性疾病，也许将来可以使镜片承载小剂量的阿托品来帮助控

五、总结

samfilcon A 作为最新一代硅水凝胶材料，具有独特的化学特性并采用两步聚合过程制造而成。与硅胶聚合物结合使镜片具有最佳的 Dk 和模量。采用 MoistureSeal™ 技术，这种材料旨在使亲水性 PVP 永久生长在硅胶基体周围，以“隐藏”疏水性硅胶，并能在整个本体和镜片表面保持较高含水量。于是，镜片具有了优异的表面润湿性和保水性。多项研究表明，samfilcon A 镜片在经过 16 小时的配戴后，其延长眨眼时间（EBT）显著延长，视觉质量评分提高，眨眼后表面完全湿润的镜片百分比增加，并可保持 95% 的含水量。samfilcon A 镜片的表面也表现出优异的平整度和耐用性。对于铺展泪膜、减少摩擦、提供精密光学系统以使镜片能够承受日常配戴和维护程序的影响，这些表面特性至关重要。

采用 OptiAlign™ 设计，该新型复曲面镜片具有优异的适配性和稳定性，从而使患者能够更容易成功完成首次配戴。研究已经证明，该镜片配戴在眼睛上非常稳定，可以为散光患者提供一整天清晰的舒适视觉。对于当今接触镜从业者和配戴者而言，上述由 samfilcon A 材料制成的球面和复曲面硅水凝胶月抛接触镜实现了其期望的健康、视力和舒适度的平衡。

明，采用 OpticAlign™ 设计的新型复曲面镜片能够提供优异的镜片适配性和旋转稳定性。在分发镜片当天的随访中，裂隙灯检查显示，镜片中心定位“极好”和活动度“适当”的患者百分比分别为 98.4% 和 99.4%。对于旋转稳定性，94.3% 的病例中镜片旋转小于 5° 。当患者不处于直立位时，84% 的患者认同即使在躺下时，镜片也能提供清晰的视野。眼视光专业人士认为，92% 的病例的适配速度优异或非常不错。

在另一项研究中，426 名患者在配戴 samfilcon A 复曲面镜片至少 4 天后完成了一项调查，提供了他们对该镜片的反馈意见[24]。根据患者的主观评价，91% 的患者认为，该新型复曲面镜片配戴一整天都比较舒适。93% 的患者认同镜片可以提供一整天的舒适视觉，93% 的患者认同镜片可以提供一整天始终如一的清晰视觉。通过镜片的球面像差控制，93% 的患者认同，即使在暗光条件下，镜片也可以帮助减少光晕和眩光。对于使用数码设备的患者，92% 的患者认为，即使长时间使用电脑或平板电脑工作，镜片也很舒适，96% 的患者认为，即使长时间使用智能手机或平板电脑工作，镜片也能提供舒适的视觉效果，96% 的患者认同，当他们使用手机收发电子邮件、短信和上网时，镜片可以提供清晰的视觉。综上，96% 的患者表示，他们对该新型复曲面镜片的总体看法是良好或优异。

性的结合来实现稳定性[20]。后表面具有一个复曲面几何结构，使得镜片可与患者角膜的散光曲率互补匹配。与单焦（即球面焦度）镜片类似，这种复曲面镜片采用非球面设计来矫正眼睛的球面像差。由于复曲面镜片沿两个屈光力子午线具有不同的焦度，因此，每个屈光力子午线的非球面度都是单独设计的，并且镜片具有双锥非球面后表面[20-21]。

镜片外周还有 2 个指引标记[21]。长线是方向标记，供眼视光专业人士测量方向和评价镜片旋转稳定性。配戴镜片时，该标记最优位于 6 点钟方位或附近。短标记表示柱镜度的角度，可以在 10° ～ 180° 范围内选择位置。这使得眼视光专业人士能够确定柱镜度的轴位。图 8-6 显示了镜片标记和镜片的一些其他特性。

一项有 157 名受试者的临床研究结果[22-23]表

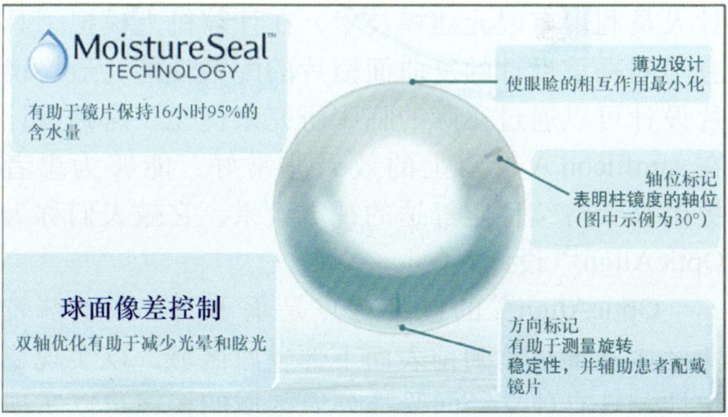

图 8-6 采用 OpticAlign™ 设计和 samfilcon A 材料的复曲面镜片的设计特性

四、具有棱镜和周边垂直复曲面设计的突破性硅水凝胶材料

samfilcon A 材料具有优异的材料性能和优异的临床性能[5-9]，为制造复曲面镜片提供了优秀的平台，可以满足复曲面接触镜配戴者的需要，即舒适和始终清晰稳定的视觉。

在设计一种新的复曲面接触镜时，需考虑诸多因素，以满足上述设计目标。这些因素包括材料的机械性能、镜片的厚度和几何结构以及眨眼时镜片与上下眼睑的相互作用。为了更好地了解眨眼的机制，博士伦的接触镜设计师和研究人员通过使用眼睑运动标记和高速摄像机的创新研究方法研究了眨眼的运动模式。研究人员发现，眨眼运动包括上眼睑的椭圆形运动，下眼睑的鼻侧运动更多，但垂直运动范围有限[19]。随着对眨眼运动的深入理解，设计人员利用有限元建模技术，在计算机上模拟了具有不同垂直设计的复曲面镜片的配戴性能。最终镜片设计可以通过实际的临床研究来优化。这种设计在 samfilcon A 材料上的效果非常好，能够为患者提供整天持续稳定舒适的视觉效果，它被人们称为 OpticAlign™ 设计。

OpticAlign™ 的设计特点是垂重面，从上部较薄区域逐渐过渡到前表面下部较厚区域，以实现稳定性。具有独立径向受控外周区域的棱镜可以实现最佳的前稳定性特征。最大厚度在镜片外周区域中的 225° 和 315° 之间。镜片利用棱镜和周边垂重特

表 8-1　镜片配戴 16 小时后，samfilcon A 和 senofilcon A 镜片的性能

	samfilcon A	senofilcon A	统计学显著性
延长眨眼时间（EBT）	10.42 秒	8.04 秒	$P = 0.015$*
镜片配戴 16 小时后的 VQ 评分（标度 0 ～ 100）	84.6	74.4	$P = 0.049$*
镜片配戴 16 小时后的舒适度评分（标度 0 ～ 100）	85.9	80.2	$P > 0.05$
使用电脑时间（中位数）	6 ～ 8 小时	6 ～ 8 小时	—
镜片配戴 16 小时后，眨眼后完全润湿的镜片百分比	70%	30%	$P = 0.021$*
镜片配戴 16 小时后的总含水量	43.7%	35.5%	$P < 0.001$*

* *P* 值低于 0.05 代表在统计学上有明显差异

对于 samfilcon A 镜片，非球面光学区的设计目的是在镜片的整个焦度范围内提供受控和一致的负球面像差（不论镜片焦度），以补偿人眼中存在的固有正球面像差。矫正球面像差可以使患者即使在暗光条件下也能享受到清晰敏锐的视力[18]。

母的时间段）用于评估延长眨眼间隔期间的视觉稳定性。配戴结束后，受试者报告了其使用电脑的持续时间、配戴指定镜片时的视觉质量（VQ）评分及舒适度，并由研究者评价镜片表面的润湿特性。取出镜片后立即称重，以测定镜片中剩余的总含水量。结果表明，samfilcon A 镜片在经过 16 小时的配戴后，其 EBT 显著延长，视觉质量评分提高，眨眼后表面完全湿润的镜片百分比增加，材料中总含水量较高。结果汇总于表 8-1。

三、极佳透氧量和模量

作为最新一代硅水凝胶材料，samfilcon A 镜片具有独特的化学特性和 MoistureSeal™ 技术，是目前市场上同类主要定期更换型接触镜中 Dk/t 较高、模量最低的镜片[7]。

Samfilcon A 可用于球形、复曲面和多焦接触镜产品。在产品的球面范围内，镜片与非球面光学区结合，以矫正眼睛的平均球面像差[16]。球面像差是指眼睛无法聚焦同时穿过眼睛中心和外周的光线，从而导致视网膜成像模糊，特别是在暗光条件下（瞳孔扩张时）。当外周光线在中心光线的前面聚焦时，称为正球面像差；当外周光线在中心光线的后面聚焦时，则称为负球面像差。一项研究发现，使用 Bausch and Lomb Zywave 波前传感器（Shack-Hartmann 像差仪）对 1159 名正常近视受试者进行测量，6 mm 瞳孔人群的平均球面像差为＋0.18 mm[17]。

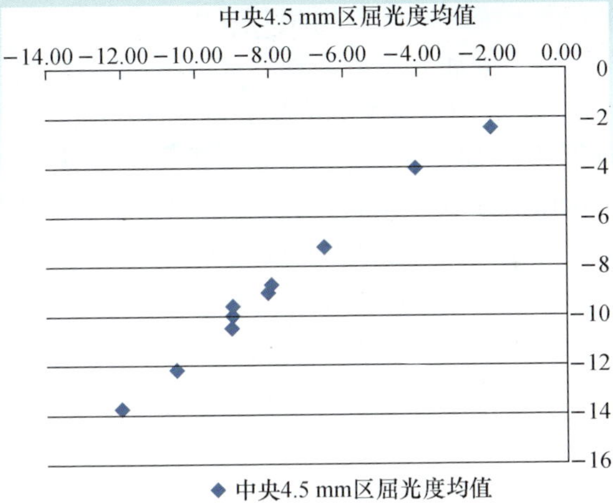

图 13-3a UltraHealth 接触镜初始屈光度与 4.5 mm 区的平均屈光度关系

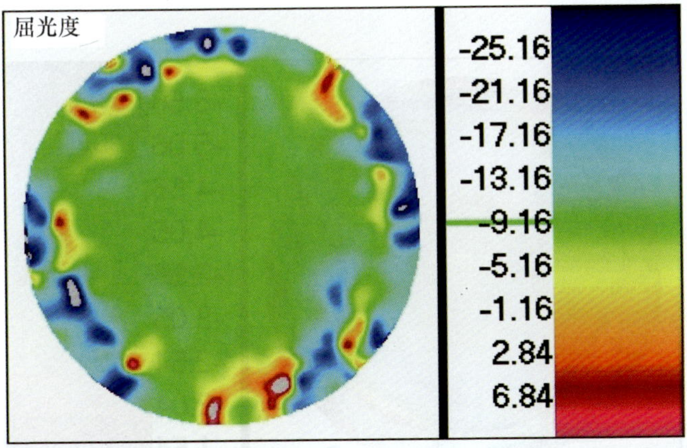

图 13-3b − 9.00D 的 UltraHealth 接触镜的光学相对屈光度变化图

数屈光度无统计学意义上的区别。

检测不同屈光度的新视界 RGP 的光学性质（图 13-4），显示中央 4.5 mm 光学区屈光度分布呈中央向周边增加趋势，变化范围更大且规律。相对于 SynergEyes 软硬结合性接触镜，该镜片正中央的屈光度与 4.5 mm 处的屈光度相差更大。结果提示，SynergEyes 软硬结合性接触镜的中心 4.5 mm 的光学区屈光度比 RGP 的更稳定均衡。

实验室 OCT 扫描无屈光度的 Duette 镜片（图 13-5），结果显示软硬结合处光滑，呈紧密牢固连接。

四、SynergEyes 镜片的国外临床应用研究

1. 软硬结合性接触镜的临床适应性问题

Abdalla YF 等曾招募 44 名患者（61 只眼）配戴

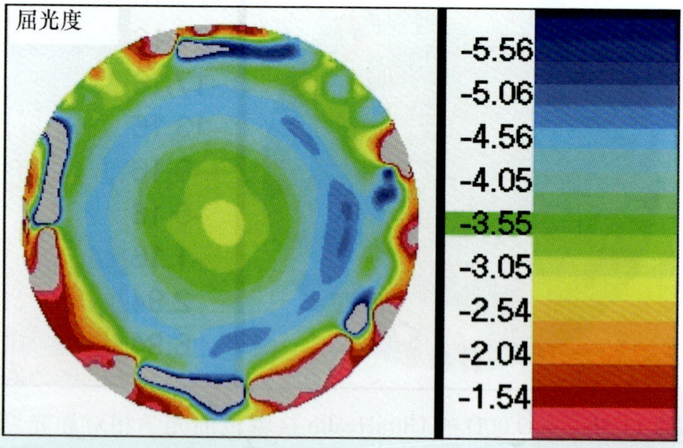

图 13-4　－3.50D 的新视界 RGP 的光学相对屈光度变化图

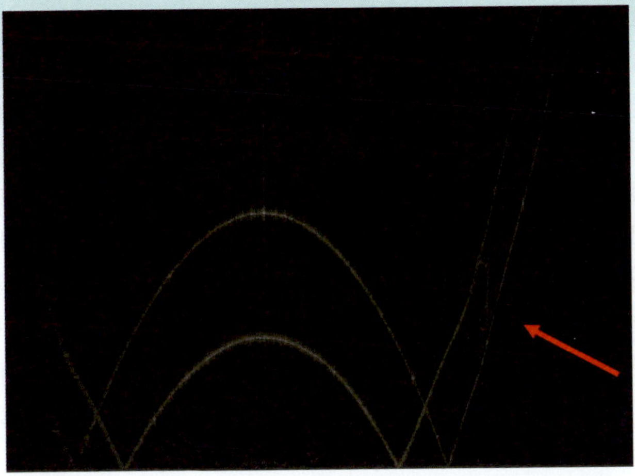

图 13-5 Duette 接触镜的 OCT 成像图（红色箭头指示为软硬结合处）

SynergEyes 镜片，进行 7.8±4.6 个月随访，其中 59 只圆锥角膜，3 只透明边缘角膜变性，50.8% 的患者不能忍受配戴 RGP，13.1% 不能配戴 RGP，36% 是从第二代转为配戴 SynergEyes。其戴镜成功率高达 86.9%，其余因为前 1 ～ 2 个月戴镜不舒适或戴镜视力不佳导致放弃配戴。其中 31.1% 的患者发生并发症，大多是结膜巨乳头及结膜炎，还有 1 例角膜溃疡及角膜磨损，大多通过药物治疗、限制配戴时间或改变镜片参数即可好转并继续配戴[3]。Chung 等指出，镜片连接处的破裂是第二代最主要的并发症[16]，占 48.5%，而 SynergEyes 镜片仅有 3.2% 的患者出现破裂。第三代软硬结合性接触镜的高透氧性使第二代高发的慢性缺氧引起的角膜新生血管发生率大幅降低（1.6%）。SynergEyes 镜片是目前治疗不能耐受或配戴 RGP 的圆锥角膜或透明边缘角膜变性的最佳选择，能获得更好的视力，提高生活质量；虽然目前认为 RGP 是治疗圆锥角膜的最佳选择，但 SynergEyes 可使 RGP 治疗不成功、不舒适者或不能配戴 RGP 者，避免手术或延长对手术需求的时间[14]。Hashemi H 比较了圆锥角膜患者配戴 ClearKone SynergEyes 和 RGP 后的最佳矫正视力、视觉相关生活质量、眼异物感、忍耐度、舒适度、操作等，结果显示，除了最佳矫正视力没有区别外，ClearKone SynergEyes 均占显著优势[17]。Nau AC 给予 54 名受试者的 79 只眼戴镜也论证了不规则角膜患者不能忍受 RGP，但可以选择配戴 synergEyes。这种镜片还可以提高患者配戴治疗性接触镜的适应性[18]。然而 Alió JL 等指出，屈光手术后不规则散光患者接受不同类型的镜片（RGP、环曲面软镜、结合性接触镜、框架镜）治疗，60.9% 的患者合适验配是 RGP，且 RGP 能提供最好的视力及患者忍耐程度[19]。因此，对于轻中度圆锥角膜患者，相对于框架镜、软镜和结合性接触镜，RGP 可提供较佳的视力。

2. 软硬结合性接触镜在各种手术后的临床应用

软硬结合性接触镜也可用于一些不规则角膜形态的视觉矫正，如角膜移植术后、准分子激发屈光手术后、放射状角膜切开术后。Piñero DP 等曾报告一例准分子屈光手术失败后形成中央岛屿极端薄的不规则角膜，使用结合性接触镜 SynergEyes PS 的反向几何设计进行成功验配的病例。远视力从配戴前的

20/200 提高到配戴后的 20/16，5 mm 瞳孔大小平方根从 1.45 降到 0.34，且配戴舒适满意。SynergEyes PS 可重建近视激光手术后极端不规则角膜的视力，减少高阶像差并提供最佳的视力结果[20]。

3. 软硬结合性接触镜的临床问题

虽然 SynergEyes 接触镜在国外治疗圆锥角膜、不规则角膜散光及屈光手术后应用极其广泛，Pilskalns B 等通过角膜氧摄取来测量评估角膜反应，结果证明 SynergEyes 的配戴在角膜氧供方面是安全健康的，慢性缺氧、新生血管形成的并发症明显减少，但仍有并发症的出现。Fernandez-Velazquez 等报道了 3 例圆锥角膜患者配戴 ClearKone SynergEyes 接触镜重建视力后严重的双侧上皮水肿（中心角膜浸润）。经过镜片参数的修改，患者仍最终放弃配戴此镜片。任何聚甲基丙烯酸甲酯镜片均有形成双侧角膜上皮水肿的可能。所以，尽管 ClearKone SynergEyes 可以提供较好的舒适度及视力，依然建议配戴 5 小时后严密观察角膜情况[21]。Lee WB 等指出，曾有 6 只配戴 SynergEyes 接触镜的眼被误诊为单纯疱疹性角膜炎而使用糖皮质激素加重病情，后被发现是双侧棘阿米巴角膜炎，用氯己定、普罗帕脒和新霉素软膏局部治疗清除病灶，角膜中央有浓密瘢痕者需要角膜移植[22]。

五、SynergEyes 镜片的其他相关研究

为比较患者配戴 SynergEyes 接触镜（软镜部分

是含水量 27% 非离子亲水材料）与散光软镜（含水量 66% 非离子亲水材料）的临床和视觉相关生活质量，受试者配戴两种镜片各 1 个月，最终受试者按自己的意愿选择喜欢的镜片类型。50 名受试者中有 44% 选择 SynergEyes 镜片，56% 选择散光软镜，分析其中原因，数据显示，大多数受试者是因为配戴散光软镜更舒适，并发症更少。总而言之，相对于 SynergEyes 镜片，配戴散光软镜更舒适，引起干眼、眼痒等并发症更少，患者对镜片存在的感知也更少。但是相对于 RGP，SynergEyes 的舒适度大有提高，SynergEyes 镜片能提供更好的视力。然而视力与舒适度均为患者选择镜片类型的主要参考，所以需权衡利弊[23]。56% 的患者选择散光软镜还有另一个考虑——SynergEyes 镜片的验配过程复杂，可能配适状态欠佳。因此，在选择镜片类型时，需要兼顾患者戴镜后的视力和戴镜舒适度。

一项试点研究比较了多焦点结合性接触镜（SynergEyes 的多焦点 Duette）与现有的两种多焦点软性接触镜（Alcon 的 Air Optix、CooperVision 的 Biofinity）的视觉表现。8 名老视合并低度散光患者均以随机顺序接受三种不同接触镜的配戴，配戴 2 周后接受远近视力、炫光对比敏感度及眼前像差的测量，结果显示，患者配戴三种接触镜的远近视力、单双眼离焦曲线、双眼的对比敏感度均无统计意义上的区别。患者配戴 Duette 和 Air Optix 的单眼 6 c/d、12 c/d、18 c/d 对比敏感度优于 Biofinity。Duette 的三叶形像差高于另外两种软镜。总之，与两种软性接触镜相比，SynergEyes 的多焦点 Duette 提供了相似的视觉质量[24]。

Pilskalns B 等通过角膜氧摄取来测量评估圆锥角膜患者配戴 SoftPerm 和 SynergEyes 接触镜 300 秒睁眼状态下中央角膜、中央角膜偏颞侧 2.0 mm、中央角膜偏颞侧 4.5 mm 及角膜缘偏颞侧 1 mm 的角膜反应。结果显示，前三点的氧摄取率不存在显著区别，而角膜缘偏颞侧 1 mm 处的氧摄取率高于其他三处，可能是由于结膜血管的存在。在睁眼状态下，SoftPerm 和 SynergEyes 接触镜每个对应角膜位置的氧摄取率比较显示，在周边角膜处的氧摄取率明显高于中央角膜处。在整个角膜，SynergEyes 镜片的氧摄取率明显低于 SoftPerm 镜片。总而言之，相对于 SoftPerm 镜片，在戴镜睁眼状态下的中央角膜、中央角膜偏颞侧 2.0 mm、中央角膜偏颞侧 4.5 mm 处，SynergEyes 镜片能允许更多的氧到达角膜[25]。Lee KL 等用裂隙灯显微镜检查和 OCT 计算结合性接触镜下的原位泪液氧含量，排除潜在的泪液交换或混合，结合性接触镜下的角膜表面泪液氧分压值为 0 ～ 112 mmHg，硬镜区泪液拱高小于等于 100 μm 可得到一个可以接受的氧含量，当拱高大于 100 μm，则角膜前表面的氧分压值不可能是充足的，这个结果为我们验配结合性接触镜提供了临床理论依据[26]。

Acar BT 等招募了 30 名圆锥角膜患者，比较了 piggyback 镜与 ClearKone 结合性接触镜对圆锥角膜患者眼表面的影响，戴镜 6 个月后，两组镜片的组间拥有相同的上皮转化率、泪液 IL-6、IL-8 量，以及类似的共聚焦显微镜成像。6 个月后，两组镜片的 IL-6、IL-8 和角膜细胞密度均有显著的同幅度提高[27]。

总之，SynergEyes 软硬结合性接触镜只是接触镜中的一种特殊镜片，在治疗圆锥角膜全阶段中仅有一小部分时间适合选择 SynergEyes，这种结合性接触镜虽然可以使患者获得好的视力和舒适度，但其验配复杂性、清洁护理的矛盾性、连接处难以彻底清洁、昂贵性、镜片更换的频繁性、最终依然需要手术彻底解决病变等缺点限制了它的广泛应用，并且，结合国外 44% 的圆锥角膜患者放弃所有类型的接触镜治疗而最终选择手术，同时目前圆锥角膜各种手术方式的成熟、SynergEyes 镜片在圆锥角膜治疗上可被替代，都使 SynergEyes 镜片在治疗圆锥角膜方面市场不容乐观。但对于不能配戴 RGP 或不能忍受配戴 RGP 而又不想过早手术的圆锥角膜患者，可以考虑使用 SynergEyes 接触镜得到最佳视力和舒适度，同时如前所述，SynergEyes 镜片也可用于一些不规则角膜形态的视觉矫正，可以作为市场的补充，但一定不是市场的主流，在发挥一定社会效益的同时，可能短时间内难以产生很好的经济效益。

参考文献

[1] Maguire LJ. Ectatic corneal degenerations//Kaufman HE，Barron BA，McDonald MB. The Cornea. 2nd ed. Boston：Butterworth Heinemann，1998：525-550.

[2] Rabinowitz YS. Ectatic disorders of the cornea//Foster CS，Azar DT，Dohlman CH. Smolin and Thoft's The Cornea：

Scientific Foundations and Clinical Practice. 4th ed. Philadelphia：Lippincott Williams & Wilkins，2005：889-911.
[3] Abdalla YF，Elsahn AF，Hammersmith KM，et al. SynergEyes lenses for keratoconus. Cornea，2009，29（1）：5-8.
[4] Haugen OH，Houding G，Eide GE. Biometric measurements of the eyes in teenagers and young adults with Down syndrome. Acta Ophthalmol Scand，2001，79（6）：616-625.
[5] Georgiou T，Funnell CL，Cassels-Brown A，et al. Influence of Ethnic origin on the incidence of keratoconus and associated atopic disease in Asians and white patients. Eye，2004，18（1）：379-383.
[6] Gorskova EN，Sevost'ianov EN. Epidemiology of keratoconus in the Urals. Vestn Oftalmol，1998，114：38-40.
[7] Jonas JB，Nangia V，Matin A，et al. Prevalence and associations of keratoconus in rural maharashtra in central India：The central India eye and medical study. Am J Ophthalmol，2009，148：760-765.
[8] Shetty R，Kaweri L，Pahuja N. Current review and a simplified "five-point management algorithm" for keratoconus. Indian J Ophthalmol，2015，63（1）：46-53.
[9] Wang HY，Zhao SZ，Hao YN. Investigation of clinical characteristics and demography of patients with keratoconus. Recent Advances in Ophthalmology，2012.
[10] Waring GO 3rd，Lynn MJ，McDonnell PJ. Results of the prospective evaluation of radial keratotomy（PERK）study 10 years after surgery. Arch Ophthalmol，1994，112（10）：1298-1308.
[11] Roman S，Auclin F，Baudouin C. Limbal relaxing incisions to correct preexisting astigmatism during cataract surgery. J Fr Ophthahlmol，2009，32（6）：390-395.
[12] Steinert RF. Cataract Surgery：Technique，Complications & Management. London：Saunders，1995：125-133.
[13] Arraes JC，Cunha F，Arraes TA，et al. Limbal relaxing incisions during cataract surgery：one-year follow -up. Arq Bras Oftalmol，2006，69（3）：361-364.
[14] Jupiter DG，Katz HR. Management of irregular astigmatism with rigid gas permeable contact lenses. CLAO J，2000，

26：14-17.
[15] Griffiths M，Zahner K，Collins M，et al. Masking of irregular corneal topography with contact lenses. CLAO J，1998，24：76-81.
[16] Chung CW，Santim R，Heng W，et al. Use of SoftPerm contact lenses when rigid gas permeable lenses fail. CLAO J，2001，27：202-208.
[17] Hashemi H，Shaygan N，Asgari S，et al. ClearKone-Synergeyes or rigid gas-permeable contact lens in keratoconic patients：a clinical decision. Eye & Contact Lens，2014，40（2）：95-98.
[18] Nau AC. A comparison of synergeyes versus traditional rigid gas permeable lens designs for patients with irregular corneas. Eye & Contact Lens，2008，34（4）：198-200.
[19] Alió JL，Belda JI，Artola A，et al. Contact lens fitting to correct irregular astigmatism after corneal refractive surgery ☆［J］. J Cataract Refract Surg，2002，28（10）：1750-1757.
[20] Piñero DP，Pérezcambrodí RJ，Ruizfortes P，et al. New-generation hybrid contact lens for the management of extreme irregularity in a thin cornea after unsuccessful excimer laser refractive surgery. Language Testing，2014，28（2）：221-249.
[21] Fernandez-Velazquez，Fernando J. Severe epithelial edema in Clearkone SynergEyes contact lens wear for keratoconus. Eye & Contact Lens，2011，37（6）：381-385.
[22] Lee WB，Gotay A. Bilateral Acanthamoeba keratitis in Synergeyes contact lens wear：clinical and confocal microscopy findings. Eye & Contact Lens，2010，36（3）：164-169.
[23] Lipson MJ，Musch DC. Synergeyes versus soft toric lenses：vision-related quality of life. Optom Vis Sci，2007，84（7）：593-597.
[24] Piñero DP，Carracedo G，Pedro Ruiz-Fortes OD，et al. Comparative analysis of the visual performance and aberrometric outcomes with a new hybrid and two silicone hydrogel multifocal contact lenses：a pilot study. Clinical & Experimental Optometry，2015，98（5）：451-458.
[25] Pilskalns B，Fink BA，Hill RM. Oxygen demands with

hybrid contact lenses. Optom Vis Sci，2007，84（4）：334-342.

[26] Lee KL，Nguyen DP，Edrington TB，et al. Calculated in situ tear oxygen tension under hybrid contact lenses. Eye & Contact Lens，2015，41（2）：111-116.

[27] Acar BT，Vural ET，Acar S. Effects of contact lenses on the ocular surface in patients with keratoconus：piggyback versus ClearKone hybrid lenses. Eye & Contact Lens，2012，38（1）：43-48.

14 接触镜在屈光参差中的应用

接触镜是一种兼具视力矫正和美容等用途的眼科医疗器械，在临床中作为屈光矫正的重要手段之一，将带有屈光度的镜片直接配戴在眼表，与普通框架眼镜相比，避免了镜眼距对视网膜成像质量的影响。对于屈光参差患者而言，两眼间屈光度数差异过大，通过普通框架眼镜矫正后，双眼视网膜感知的像差异较大，不利于双眼融像，而配戴接触镜则可以获得更好的双眼视觉，在临床中被广泛应用。

一、屈光参差与不等像视

双眼注视时，同一物体被左右眼感知为大小、形态不同的物象的现象为不等像视，其受到光学因素和神经因素的影响。双眼像差小于 0.25%，对双眼视觉不发生影响，当像差超过 5% 时，可以利用知觉过程的可塑性进行代偿，改变立体视阈值。但是当双眼像差过大，超过视觉心理代偿的能力，会引起视疲劳、融合困难等不适，更严重者会造成单眼抑制、弱视等后果。不等像由静态和动态两部分组成，两者不同但是相关。静态不等像的测量可以评估两眼像的大小差异，多用于临床测量。动态不等像视是屈光参差由框架眼镜矫正后，由于镜片的棱镜效应，双眼在注视不同方向时隐斜量不同而造成的图像形变。

对于屈光参差患者，矫正透镜的眼镜放大率和相对眼镜放大率是引起不等像的主要因素，不等像的像差大小随着两眼镜片的屈光参差度的增加成比例增加，当不等像的像差为5%时，双眼屈光参差度理论计算值为2.50D[1]。因此，屈光参差度数大于2.50D的患者在进行屈光矫正时，应当考虑不等像视带来的双眼融像困难的影响，及时避免单眼抑制。

二、接触镜的成像优势

屈光参差患者存在不等像视，即双眼感知的视网膜图像大小不等，当双眼融合不等大的图像时，可引起静态注视的视疲劳。不同的放大倍数可以通过眼镜的光学参数（相对眼镜放大率）和眼科器械的形状等来估计[2-4]。接触镜由于厚度薄和顶点距离近，减少了屈光形变和放大率的差异，可以有效缓解静态注视时的视疲劳症状。

对于屈光参差患者，接触镜的优势也体现在动态注视的过程中。当眼球转动时，框架眼镜的镜片不会随之运动，镜片光学中心与注视中心产生相对位移，进而产生棱镜效果[2-3]，在视近时由于屈光度不同，根据Prentice公式（$\Delta = cF$）计算所得棱镜效应不同，扰乱视近的调节和集合，造成视疲劳。而接触镜跟随眼睛一起移动，光学中心不发生相对位移，始终呈现清晰的视觉像。

三、接触镜在儿童单眼白内障（先天性、外伤性）手术后的应用

由于外伤或者先天因素引起的晶状体混浊会增加儿童致盲的风险，先天性白内障也被公认为是最主要的儿童致盲眼病之一[6]。虽然国内外对白内障患儿的建议是尽早手术，但是儿童的视觉系统尚处在发育阶段，摘除晶状体后呈变化的远视状态，因此，对于年龄较小不适于人工晶状体植入术的患儿，往往都采取屈光矫正的方式。其中单眼白内障晶状体摘除术后的患者双眼高度屈光参差，框架眼镜的矫正使得双眼物像偏差太大，不仅会为患儿带来不适感，也会因为融像困难而影响患儿双眼视觉的发育。对于白内障伴有斜视的患儿，不仅双眼不等像像差大，同时会产生明显的棱镜效果，难以获得良好的愈后[7]。因此，接触镜对于单眼白内障晶状体摘除术后的患儿是较为常用的矫正手段。

软性接触镜和硬性接触镜都会在临床中应用。接触镜可以消除周边离焦，对于术后患儿可以提供更好的视觉效果[8]。一项多中心随机对照研究发现，对于1～6个月的先天性白内障摘除术后的婴儿，接触镜和一期植入人工晶状体的屈光不正矫正效果近似，两组患儿矫正后的视力差异无统计学意义[9]。接触镜的矫正效果与晶状体植入手术不相上下，同时避免了手术的风险，因此，对于部分不适合手术

9 治疗性绷带式接触镜临床应用新进展

治疗性绷带式接触镜简称绷带镜，是用于保护眼表、辅助治疗角膜及眼表疾病的一种软性接触镜，其具有高透氧性、高抗沉淀性、高配戴舒适性并且还对药物有一定的吸收和释放的功能，能够延长药物释放时间，达到较好的治疗效果。随着硅水凝胶材料镜片的出现，绷带镜的安全性和有效性得到进一步提高，绷带镜日益受到眼科临床治疗的重视。本文就绷带镜目前的临床应用进展进行综述，以便临床医师了解其适用领域并根据需要加以选择。

一、绷带镜临床应用新进展

（一）绷带镜在眼科手术中的应用

1. 绷带镜在上睑下垂术后早期的应用　中、重度上睑下垂患者行额肌肌瓣悬吊术术后常有 3 ～ 6 个月眼睑闭合不全，眼睑不能正常瞬目，患者术后经常表现出畏光、流泪、异物感以及眼痛等眼表反应及术后并发症。既增加了患者的痛苦，影响了术后疗效，又增加了发生暴露性角膜炎和角膜溃疡的风险。绷带镜具有一定的锁水功能[1]，覆盖在角膜表面能够减少角膜表面泪液的蒸发，有利于角膜表面的保湿，促进角膜上皮细胞的修复。黄琴等人观察了额肌肌瓣悬吊术术后早期配戴绷带镜的疗效，发现上睑下垂患者术后早期配戴硅水凝胶接触镜不仅可以减少术后眼部刺激症状，还可以促进泪膜稳定，降低发生暴露性角膜炎的风险[2]。

2. 绷带镜在斜视术后早期的应用　研究表明，斜视术后眼前节血流量减少，术中角膜暴露、泪膜稳定性降低以及术后结膜伤口、缝线刺激等多个因素综合的影响，会导致斜视患者术后角膜上皮损伤，引起疼痛、畏光、流泪等不适[3]。绷带镜覆盖于角膜病变区，可以避免角膜与眼睑接触，减少了眨眼时的机械性摩擦所致的角膜上皮脱落，能够减轻眼表损伤和手术未愈合创面产生的眼部疼痛和异物感。严槟等人研究发现，在斜视术后早期应用接触镜可以减轻术后反应，促进角膜上皮修复，并有效降低角膜干凹斑和结膜肉芽肿的发生率[4]。

3. 绷带镜在玻璃体视网膜手术中的应用　在玻璃体视网膜手术中，非接触广角可视系统日益受到视网膜手术医师的青睐。但在应用非接触广角可视系统实施玻璃体视网膜手术的过程中，角膜长时间暴露于空气，从而导致角膜上皮损害、缺失，术后视力恢复受到一定的影响。常规的预防方法有一定的局限性，陈佳佳等人在术中使用硅水凝胶材质软性接触镜覆盖角膜表面，发现其不但能够保护角膜上皮，而且在处理周边视网膜及基底部玻璃体时依然能为术者提供清晰的视野。并且还可减少糖尿病患者术后角膜上皮剥脱及角膜染色阳性率[5]。

4. 绷带镜在角膜屈光手术中的应用　在角膜屈光手术中，激光角膜表层切削术和准分子激光原位角膜磨镶术后均容易发生角膜上皮缺损。目前临床上均常规应用治疗性接触镜促进术后角膜上皮的愈合，减轻术后疼痛等刺激症状；对于LASIK手术，无论是机械刀制瓣还是飞秒激光制瓣，发生角膜瓣并发症的概率均较大，接触镜对于角膜上皮瓣形成不良、角膜瓣游离、蒂部过小、角膜瓣移位、角膜瓣缘裙边等术中并发症，可以起到保护角膜上皮瓣、促进上皮愈合的作用，有利于术后视力的恢复。对于角膜瓣融解、角膜瓣下上皮植入和角膜层间感染接受瓣下冲洗等角膜瓣不稳定的患者，绷带镜的配戴有助于稳定角膜瓣，促进角膜融解的愈合和减少瓣下上皮的植入[6-7]。

5. 绷带镜在角膜移植手术中的应用　穿透性角膜移植术后，配戴绷带镜可减轻术后早期刺激症状、保护角膜，促进上皮愈合。尤其在人工角膜移植术后，绷带镜能够减少角膜干燥引起的上皮缺损、融解，提高患者舒适度以及手术成功率[8]。角膜炎或眼内炎是人工角膜移植失败的主要原因，术后常预防性应用抗生素滴眼，但药物会迅速自鼻泪管排出，造成药物损失并引起全身性不良反应，绷带镜可以使药物在泪膜中的停留时间延长，增加了药物作用时间并减少药物损失。Garhwal等人将包含环丙沙星的纳米粒加载到接触镜中，前24小时可释放超过250 μg的环丙沙星，占总可释放量的93%，体外试验可持续释放药物时间为2周。将载药接触镜加入到铜绿假单胞菌、金黄葡萄球菌溶液中，发现这种接触镜可有效抑制细菌的生长[9]。

6. 绷带镜在翼状胬肉切除手术中的应用　翼状胬肉切除手术形成的角膜缺损创面、巩膜暴露区是患者术后发生疼痛、刺激症状的主要原因。绷带镜可以明显减轻术后刺激症状，促进结膜和角膜上皮修复和创面愈合，提高患者视觉舒适度[10-11]。

7. 绷带镜在白内障手术中的应用　目前白内障手术的主流术式是白内障超声乳化术，术中大部分均采取自闭式透明角膜切口，但若切口较大或愈合不良，可造成术后早期水密性不足，病原体便可能由泪膜自角膜切口进入眼内，诱发眼内炎。研究表明，绷带镜可以发挥屏障功能，直接防止外界污染物进入眼内，同时加速创口愈合，降低感染的风险，并减少术后的不适症状[12]。

（二）绷带镜在眼表疾病治疗中的应用

1. 角膜上皮损伤　角膜上皮损伤是指由各种原因导致的角膜上皮的完整性和屏障功能破坏，引起角膜上皮细胞层部分或全层缺失的病理状态。临床上可表现为角膜上皮弥漫性点状脱失或糜烂，角膜上皮的反复剥脱与缺损，并伴有不同程度的眼表炎性反应。绷带镜的应用能够保护角膜创面，有利于角膜上皮细胞的增殖和移行，促进角膜伤口的愈合。对于顽固性角膜上皮缺损治疗，研究发现，绷带镜联合自体血清能够有效提高治愈率[13]。

2. 角膜溃疡　角膜溃疡主要分为感染性和非感

染性两大类。感染性病因主要包括病毒、细菌和真菌，非感染性病因主要有自身免疫反应、药物性、外伤、手术等。对于非感染性角膜溃疡患者，绷带镜可起到屏障作用，使受损上皮得到保护，缓解疼痛与眼表刺激症，阻止溃疡的扩展以及促进溃疡的愈合。对于感染性角膜溃疡患者，只有在感染完全得到控制，组织愈合阶段才可在密切随访监控下慎重使用绷带镜。

3. 干眼　在药物治疗的基础上，连续配戴绷带镜可增强人工泪液等药物的治疗作用，可以持续维持眼表的润湿环境，能够有效缓解中、重度干眼，特别是伴有持续性角膜上皮缺损患者的眼部不适症状，有利于角膜上皮的修复，并在一定程度上改善患者的生活质量[14]。但临床应用中应注意，硅水凝胶材质绷带镜吸水性强，达到一定的饱和度后才可以锁住水分，使用的前提是泪膜中的水液分泌量正常。如果水液分泌不足，反而加重干眼。

4. 神经营养性角膜病变或麻痹性角膜炎　角膜神经受到各种病因损伤而引起角膜知觉下降、代谢障碍、角膜上皮修复能力受损，临床上常表现为角膜上皮脱落、迁延性角膜溃疡等。绷带镜可保护角膜，缓解疼痛与眼刺激症状，能够缩短角膜上皮修复的时间，预防角膜溃疡和穿孔的发生[15]。

5. 丝状角膜炎　丝状角膜炎是由全身性疾病、眼表疾病、药物作用及手术损伤引起。在使用修复角膜上皮的药物基础上，联合绷带镜，可以加速上皮的愈合速度，降低复发率[16]。

6. 大泡性角膜病　大泡性角膜病变常见于白内障手术后以及青光眼患者。绷带镜能避免眼睑与角膜表面之间的摩擦，减少对病损区域神经末梢的持续刺激[17]，同时还可以吸收角膜中多余的水分，促进大泡的吸收，从而缓解患者的疼痛与不适。

（三）绷带镜在各种原因导致的眼睑闭合不全中的应用

眼睑缺损、睑外翻、甲状腺相关性眼病等因素可造成角膜暴露，引起角膜上皮干燥、缺损。在治疗病因的同时，药物治疗联合绷带镜的使用可以维持角膜湿润状态，促进角膜上皮修复，缓解患者的疼痛。

（四）绷带镜在角膜外伤中的应用

1. 化学烧伤　当角膜受到化学烧伤，特别是碱烧伤时，容易造成角结膜组织细胞的变性、坏死。在急性期后，配戴绷带镜可保护角膜上皮细胞，防止细胞脱落，促进修复；另一方面，也可以防止睑球粘连、睑内翻引起的倒睫对角膜上皮的损伤[18]。

2. 角膜擦伤和穿通伤　目前绷带镜常用于轻微外伤造成的角膜擦伤。对于伤口较小（小于2 mm）、“溪流征”阴性，且没有眼内容嵌顿的角膜穿通伤，可选择绷带镜替代手术缝合。其优点在于避免缝线刺激，避免术后拆线，减少术后散光，促进视力恢复。在预防性应用抗生素滴眼液的基础上，可以根据伤口愈合情况，在1～2周内连续过夜配戴。

（五）绷带镜在青光眼中的应用

药物治疗是青光眼治疗的重要手段之一，最有效的抗青光眼药物治疗方法是当眼压发生变化时，最高眼压仍控制在治疗的目标眼压范围内。应用亲水性软性治疗性接触镜对滴眼液的吸附和缓慢释放作用，可提高药物的生物利用度，降低全身性不良反应，能够达到更好的药物疗效。研究表明，使用噻吗洛尔滴眼液滴眼与配戴含有1/3剂量该药物镜片的降眼压效果相同[19]。

青光眼滤过手术为青光眼治疗的另外一个重要手段，在青光眼滤过手术后配戴绷带镜可减轻患者眼表刺激症状、促进结膜切口愈合[20]。结膜渗漏是复合性小梁切除术后常见的并发症之一，局部加压包扎是术后早期常用的干预手段，但易出现加压部位不确切、长期加压引起组织水肿缺血等问题。对于有滤过泡渗漏的患者，绷带镜能将角膜缘部位的结膜切口覆盖，限制房水外流促进切口愈合，促进滤过泡修复，改善前房深度[21]。

二、绷带镜临床应用注意事项

目前绷带镜已广泛应用于临床治疗并取得了很好的治疗效果，但临床医师应充分了解使用绷带镜的禁忌证、使用方法、注意事项以及并发症的预防和处理。避免加重患者的眼部原有病情，预防并发症的发生和降低眼部感染的风险。

（一）配戴绷带镜的禁忌证

1. 急性结膜炎

2. 慢性泪囊炎

3. 急性细菌、真菌、阿米巴原虫感染性角膜炎或角膜溃疡

4. 无复查条件，或不愿意遵医嘱者

5. 对接触镜储存液成分过敏者

6. 粉尘污染严重的环境下配戴

（二）绷带镜使用方法及注意事项

1. 使用方法　绷带镜的配戴方法与普通软性接触镜相似。当角膜表面存在丝状物或上皮发生糜烂时，可在表面麻醉下用湿润棉签拭去角膜表面丝状物，去除糜烂或松脱的角膜上皮后配戴。中、重度干眼患者在配戴之前先滴人工泪液，或者将绷带镜镜片浸泡于人工泪液后配戴。配戴镜片10分钟后，应评估镜片的中心定位、覆盖情况、移动度以及平整度（尤其排除镜片下气泡或镜片皱褶）。

戴镜后可常规局部用抗生素、抗炎滴眼液以及人工泪液，禁止使用含明显颜色的滴眼液和油性眼膏类制剂，慎用浅淡色滴眼液，用荧光素染色后应将荧光素清除干净后再配戴绷带镜。同时尽可能使用无防腐剂或含有弱毒性防腐剂的滴眼液，以免防腐剂聚集在绷带镜下进一步加重角膜上皮的损伤。

2. 镜片更换

（1）常规3～7天连续过夜配戴，可根据病情延长，但连续过夜配戴最长时间不能超过3周。若

患者仍需配戴，建议取镜后更换新镜片后再配戴，并积极寻找相应病因，予以对因处理。

（2）对于激光角膜屈光手术，术毕由手术医生完成镜片的配戴。表层手术配戴绷带镜3～5天，直至角膜上皮完整恢复；基质层手术一般情况下术后配戴1天可摘镜。

（3）对于其他角膜及内眼手术，连续配戴时间依据手术切口或角膜上皮愈合情况而定，一般配戴3～5天。对于更长时间的配戴，应注意观察镜片沉淀物情况，及时更换新镜片。

（4）在戴镜期间，使用血清滴眼的患者应每周及时更换新镜片。

3. 注意事项　患者配戴绷带镜后，眼部感染的风险较前明显提高，因此对镜片的护理要求应特别严格。

（1）配戴前应洗手。

（2）利用护理液清洗绷带镜片需要严格遵守规范要求。

（3）配戴和摘取镜片操作应轻柔、规范。

（4）对于有结膜分泌物的患者，应将分泌物清除干净后再配戴。

（5）镜片配戴与取出原则上应由具有视光专业技术人员或医务人员完成。

（6）非高透氧软性接触镜不应戴镜睡眠过夜，应该睡前取下镜片，清洗消毒，储存至次日起床后再戴用。

4. 随访　重视患者教育，在配戴绷带镜期间，必须定期复诊。初次戴镜患者戴镜后 1 周内复查一次，观察有无炎症、缺氧、感染等异常症状。如戴镜过程中突感眼痛或其他不适症状，应及时就诊。

（三）并发症及其预防和处理措施

1. 镜片脱落 / 移位　眼部化学伤、Stevens-Johnson 综合征等患者配戴绷带镜过程中，由于睑球粘连、眼睑结构异常以及眼表不规则等原因，易导致镜片脱落、移位或镜片折叠等情况发生。配戴时注意规范，动作轻柔，应特别注意对配戴后镜片状态的评估。在戴镜期间给予人工泪液防止镜片皱褶，教育患者避免揉眼，脱落的镜片须严格清洗后才能配戴，或更换新镜片。

2. 眼干涩　配戴绷带镜可引起眼部干涩症状，在治疗原发病的同时予以含脂质的人工泪液。加强睑缘的清洁、积极治疗睑缘炎、恢复睑板腺功能。根据眼表炎症程度，给予抗炎药物治疗，尽量使用不含防腐剂的滴眼液，以免增加干涩症状。

3. 感染　配戴绷带镜期间，可能发生细菌和真菌感染等微生物感染的可能性，因此，戴镜期间避免游泳和眼部接触水。对有大片角膜上皮缺损或角膜溃疡的患者，晚间应常规涂抗生素眼用凝胶。当有以下症状时，应立即就医：

（1）患者出现流泪、眼红、眼痛、分泌物或原有症状加重。

（2）突发视力下降，角膜出现化脓性改变。

（3）疑似感染的患者，应当立即停戴镜片，使用两种或两种以上抗生素滴眼液，并及时到医院就诊。

（4）对于可疑微生物感染的患者，应及时行角膜病灶组织及镜片微生物培养，以便明确病因，以利于正确选择治疗药物。

4. 接触镜相关周边角膜炎或角膜溃疡 是机体对镜片沉淀物抗原的免疫反应所致，一般多出现在角膜周边区，并与角膜缘有透明区相隔，此病具有一定自限性。如出现此种症状，需立即停戴绷带镜，给予抗炎联合抗生素滴眼液，夜间给予抗生素眼膏或凝胶，必要时行微生物检查，排除角膜感染的可能。

5. 眼表非特异性炎性反应 当由于绷带镜镜片配戴过紧、移动度过小出现角膜缺氧时，或对镜片沉淀物、镜片储存液产生超敏反应时，患者多有突发的眼部磨痛、结膜充血、睫状充血、角膜上皮水肿、上皮点状荧光素染色等症状和体征，但角膜一般无明显浸润，前房无明显炎性反应。此时可合理调整镜片直径或基弧或给予抗过敏滴眼液联合人工泪液治疗。

参考文献

[1] Hori Y，Argüeso P，Spurr-Michaud S，et al. Mucins and contact lens wear [J]. Cornea，2006，25（2）：176-181.

[2] 黄琴，廖洪斐，王耀华，等. 绷带型角膜接触镜在上睑下垂术后早期的应用价值 [J]. 眼科新进展，2015，35（8）：769-772.

[3] Pelit A，Barutçu O，Oto S，et al. Investigation of hemodynamic changes after strabismus surgery using color Doppler imaging [J]. J Aapos，2002，6（4）：224-227.

［4］严槟，周怀胜，皮柳青．斜视患者术后佩戴角膜绷带镜的临床观察［J］．山东大学耳鼻喉眼学报，2018，32（7）：87-89.

［5］陈佳佳，王文战，王帅．玻璃体视网膜手术中绷带镜对糖尿病患者角膜的保护作用［J］．中华眼外伤职业眼病杂志，2017，39（12）：890-895.

［6］Orucov F，Frucht-Pery J，Raiskup FD，et al. Quantitative assessment of ban dage soft contact lens wear immediately after LASIK.［J］. J Refract Surg，2010，(26)：744-748.

［7］高韶晖，何宏，丁辉，等．LASIK 术后早期应用硅水凝胶角膜接触镜的临床观察［J］．中华眼视光学杂志，2012（14）：476-480.

［8］Dohlman CH，Dudenhoefer EJ，Khan BF，et al. Protection of the ocular surface after keratoprosthesis surgery：the role of soft contact lenses［J］. CLAO J，2002，28（2）：72-74.

［9］Garhwal R，Shady SF，Ellis EJ，et al. Sustained ocular delivery of ciprofloxacin using nanospheres and conventional contact lens materials［J］. Invest Ophthalmol Vis Sci，2012，53（3）：1341-1352.

［10］Gao S，Wu J，Li L，et al. Effects of silicone hydrogel contact lenses on ocular surface after Sub-Bowman's Keratomileusis［J］. Curr Eye Res，2013，38（11）：1118-1123.

［11］Dag1ioglu MC，coskun M，Ilhan N，et al.The effects of soft contact lens use on cornea and patient's recovery after autograft pterygium surgery［J］. Cont Lens Anterior Eye，2014，37（3）：175-177.

［12］Sykakis E，Karim R，Kinsella M，et al. Study of fluid ingress through clear corneal incisions following phacoemulsification with or without the use of a hydrogel ocular bandage：a prospective comparative randomised study［J］. Acta Ophthalmologica，2014，92（8）：663-666.

［13］Lee YK，Lin YC，Tsai SH，et al. Therapeutic outcomes of combined topical autologous serum eye drops with silicone-hydrogel soft contact lenses in the treatment of corneal persistent epithelial defects：a preliminary study［J］. Cont Lens Anterior Eye，2016，39（6）：425-430.

[14] Li J，Zhang X，Zheng Q，et al. comparative evaluation of silicone hydrogel contact lenses and autologous serum for management of Sjögren syndrome-associated dry eye [J]. Cornea，2015，34（9）：1072-1078.

[15] Sun YZ，Guo L，Zhang FS. Curative effect assessment of bandage contact lens in neurogenic keratitis [J].Int J Ophthalmol，2014，7（6）：980-983.

[16] 王雪，姜海涛. 持续配戴亲水性软性接触镜治疗丝状角膜炎 [J]. 中国实用医药，2014（34）：25-26.

[17] Ambroziak AM，Szafik JP，Szafik J. Therapeutic use of a silicone hydrogel contact lens in selected clinical cases [J]. Eye contact Lens，2004，30（1）：63-67.

[18] 刘蕾，崔丽红. 绷带式角膜接触镜在眼表化学伤中的临床应用 [J]. 中国医学工程，2014（12）：179-180.

[19] Peng CC，Ben-Shlomo A，Mackay EO，et al. Drug delivery by contact lens in spontaneously glaucomatous dogs [J]. Curr Eye Res，2012，37（3）：204-211.

[20] 陈霄雅，张雪翎，李威，等. 角膜绷带镜在结膜瓣以穹窿为基底的小梁切除术中的临床效果观察 [J]. 中华眼科医学杂志（电子版），2015（6）：12-17.

[21] Wu Z，Huang C，Huang Y，et al. Soft Bandage Contact Lenses in Management of Early Bleb Leak Following Trabeculectomy [J]. Eye sci，2015，30（1）：13-17.

[22] 中国健康管理协会接触镜安全监控与视觉健康专业委员会. 中国治疗用绷带镜临床应用专家共识（2019 年）. 中华眼科杂志，2019，55（6）：405-412.

[23] 钟兴武，刘俐娜. 中国治疗用绷带镜临床应用专家共识（2019 年）解读. 中华医学信息导报，2019，34（16）：20.

——其他功能性软性接触镜专栏

10 软性接触镜在近视控制中的应用

接触镜作为一种光学矫正手段，其发展经历了划时代的变化，从20世纪70年代接触镜开始盛行，至70年代中期出现硬性透气性材料，80年代出现频繁更换性镜片的概念，1995年出现日抛镜片，至20世纪末出现硅水凝胶镜片。而接触镜在近视控制中的应用，将成为一次革命性的进展。

一、近视现状和可能的发病机制

近视患病率在世界范围内均呈现增长趋势，随着城市化进程，中国近视患病率增加愈趋于明显，12岁儿童近视患病率已超过60%，16岁青少年中可增长到80%，在大学人群中甚至超过了90%。在上海市学龄儿童中进行近视患病率调查研究发现，6～12岁学生的近视患病率为45.2%，13～15岁学生近视患病率为79.7%。戴镜引起诸多不便，降低了生活质量，近视度数不断加深可导致视网膜脱离、青光眼、白内障、黄斑变性等多种致盲性并发症。此外，过高的近视患病率导致了巨大的配镜需求，成年后为了脱镜，很多近视患者寻求昂贵的激光和晶状体手术矫正，这些都增加了国民经济负担。近视已然成为严重的社会健康问题，及时、有效的近视防控研究意义重大。

近视受遗传和环境因素的共同影响。和父母没有近视的孩子相比，父母单方或双方为近视的孩子发生近视的概率分别高出 2.1 倍和 4.9 倍。对上海市嘉定区 3 ～ 10 岁儿童近视患病率进行调查显示，3 岁儿童的近视患病率为 1.78%，6 岁时为 5.22%，10 岁儿童的近视患病率已达到 52.2%。与其他国家进行比对，该研究中 3 ～ 5 岁的学龄前儿童近视患病率国内外无甚差异，而学龄儿童近视患病率增长十分迅速，6 ～ 10 岁近视患病率约每年增长 10%，增幅远高于西方国家学龄儿童。该研究结果与亚洲各近视高患病率国家的多个流行病学调查研究结果类似，近视患病率从 6 岁开始出现陡增，提示学校环境对推动近视发生发展具有强有力的作用。此外，曾对 6 ～ 10 岁儿童进行问卷调查，结果发现，近距离工作是重要的近视危险因素，如不恰当的近距离作业时间、距离、光亮度均为近视进展的危险因素。大量研究提示，户外活动是阻止近视发生的重要保护因素。但在儿童眼球发育过程中，这些异常的近距离环境视觉刺激是如何启动近视的发生，而户外活动又是如何阻止近视发生的启动，机制尚未明确（图 10-1）。

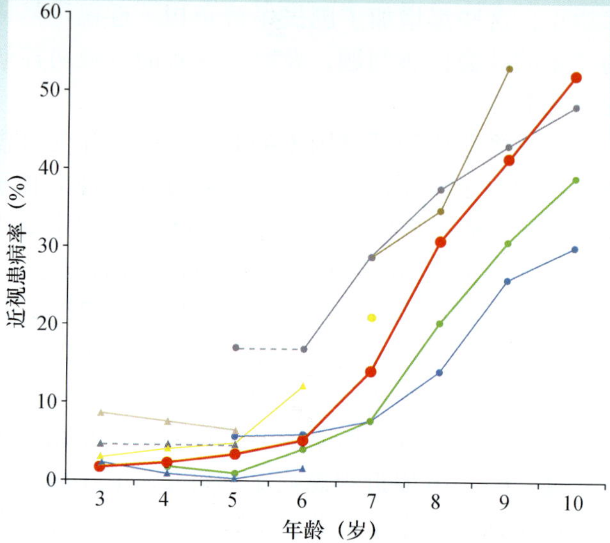

图 10-1 亚洲近视严重地区的年龄相关近视患病率。睫状肌麻痹验光等效球镜≤－0.50D，包括上海（红线）、广东（蓝线）、山东（绿线）、台湾（黄线）、香港（紫线）和新加坡（橘线）。圆形标记点线所示为学龄儿童，三角形标记点线所示为学龄前儿童。虚线所示为年龄区间平均近视患病率

二、对于近视干预机制的研究分析

（一）远视性离焦，特别周边相对远视性离焦是近视危险因素，相关干预可控制近视进展

眼球发育过程中，受基因和外界环境的双重作用，出生时人眼处于远视状态，其后各屈光成分和眼轴长度不断匹配，最终发育为正视状态，此状态称为正视化过程。视网膜对离焦刺激反应灵敏，不

恰当的视觉刺激会引起屈光异常发育，戴负镜片可诱导产生远视性离焦而诱导近视发生，反之，戴正镜片可诱导产生近视性离焦而诱导远视形成。目前近视研究动物模型主要有两类完全不同的模型：镜片诱导离焦模型和形觉剥夺模型。在负镜片诱导近视模型中，视网膜上的成像是模糊的，清晰的光学成像落在视网膜后面，造成远视性离焦，从而诱导近视的发生；而形觉剥夺模型中是不存在清晰成像的。因此，镜片诱导离焦模型更加符合儿童青少年近视发生，适用于进行近视机制研究。基于此类模型，研究者们对视网膜离焦刺激进行了大量研究，发现周边视网膜相对远视性离焦在近视发生过程中扮演了重要的角色，这也是近视机制研究历程上的一个重要进展。

研究者们首先发现视网膜具有局部调控眼球生长的能力，周边视网膜甚至对中央屈光度存在调控作用。小鸡和幼猴配戴半侧视野的负透镜，与该半侧视野对应的眼轴长度会发生延长，向近视化发展。周边视网膜予以不同的离焦刺激可以诱导中央屈光度的改变，例如，给实验动物配戴中央平光、周边负度数的镜片，造成周边相对远视性离焦，可以诱导动物模型发生中轴性近视。人眼中也证实了周边视网膜对中央屈光度具有重要的影响。近视人群的周边屈光度为相对远视，而在正视和远视人群中呈现相对近视。近视眼配戴足矫单焦点负透镜镜片时，中央视网膜成像清晰，而周边视网膜成像模糊，光线汇聚于视网膜后方，呈相对周边远视性离焦状态，眼轴会发生代偿性加速增长，促使外界物像重新落在周边视网膜上，以维持清晰的视觉，可产生周边相对远视性离焦而诱导近视进一步进展。以上动物及临床研究均提示，周边相对远视性离焦是近视发生发展的重要危险因素。

研究者们进一步研究发现，可以通过干预周边视网膜离焦状态来控制中央屈光发育，给予眼球周边相对近视性离焦刺激，可以延缓眼轴的延长、控制近视的进展。Liu 等人将－5D/－10D，即周边为相对＋5D 近视性离焦的双焦点镜片应用于小鸡近视模型，发现可抑制近视的进展。临床研究中使用周边近视性离焦的光学干预方法矫正近视，如配戴角膜塑形镜、多焦软性接触镜，可获得不同程度的近视进展控制效果。角膜塑形镜（orthokeratology contact lens，OK 镜）是一种反几何设计的硬性透气性接触镜，通过持续配戴改变角膜曲率，从而矫正屈光不正，并有控制近视进展的效果。近视患者配戴 OK 镜后，周边远视性离焦向近视性离焦漂移，目前普遍认为是 OK 镜延缓近视进展的原因。笔者的研究结果同样发现，角膜塑形镜能通过重塑角膜表面来改变周边视网膜的屈光状态，使视网膜周边屈光度向近视性离焦漂移，对近视的进展可能有一定的延缓作用。以上研究说明，通过诱导周边视网膜产生相对近视性离焦光学刺激，从而延缓眼轴延长、控制近视进展是切实可行的。

的患者，接触镜已成为部分发达国家的首选矫正方式[10]。但是接触镜也存在局限，软性接触镜透气性较差，长期配戴可影响患儿眼表生理功能；硬镜虽然有较好的透气性，但由于患儿配合度低，价格贵且清洁卫生要求高，其应用也会受限。

四、接触镜在屈光参差性弱视中的应用

屈光参差患者两眼屈光度差异较大时，在未进行屈光矫正以前，双眼同时注视时无法融合成一个清晰的图像，因而只能放弃双眼视而用较为清晰的眼进行单眼注视；进行屈光矫正后，通过框架眼镜镜片后由于相对眼镜放大率不同，视网膜像差异超出可融合范围，仍旧不能解除抑制，而接触镜没有镜眼距，视网膜像的大小不受相对眼镜放大率的影响，同时随眼球转动，可以在各个眼位都保持较为清晰的视觉效果，更好地减轻单眼抑制[11]，是更适合屈光参差性弱视患者的非手术屈光矫正方式。

不仅远视性屈光参差容易引起弱视，双眼近视性屈光不正、年龄较小且屈光参差度较高也是弱视的易感因素[12]。接触镜对于提高成像质量有着相当的优越性，同时相对于高度近视或者高度远视的厚重镜片，更为轻便。在一项针对 3 ～ 7 岁高度近视性屈光参差患者的临床试验中，分别采用接触镜和有晶状体眼人工晶状体植入术（ICL）两种方法进行矫正，结果表明，两组的矫正视力差异无统计学意义，但是双眼视 ICL 相对表现出不足，即接触镜作为一

种非手术矫正方式有着相当突出的视力矫正效果，对于视力矫正的优越性，在其他回顾性研究中也得到相同的结论[13-14]。对于屈光参差性弱视成人（平均年龄 40 岁，整体年龄 20 ～ 50 岁）和较为年长的儿童（平均年龄 7.5 岁，整体 5.7 ～ 8.7 岁），国外的部分研究提出，接触镜可以用作遮盖片，结果表明，这样的遮盖片帮助受试者获得部分视力的提升，并且对其生活质量有正向影响[15-16]。对于近视并且伴有隐斜视的患者，选择接触镜会提供更好的双眼视，可以使双眼集合能力更好[17]。

五、成人屈光参差的接触镜矫正

接触镜相对于普通框架眼镜而言，更具美观性，部分美容性美瞳镜片更是受到部分屈光不正成年患者的青睐。2015 年对屈光参差的大学生的调查显示，在 837 名大学生中，有近 10% 的人会选择配戴接触镜，其中近视度数越高，屈光参差度数越大的受试者，越趋向于选择接触镜[18]。同时，对于屈光参差成年患者，接触镜带来的不仅仅是镜片的轻便和对外貌的修饰作用，在临床研究中，接触镜制作的特殊遮盖片的配戴可用于矫治成人屈光参差性弱视，有助于屈光参差的成人获得部分视力的提升以及患者自觉的生活质量提高。治疗后最佳矫正视力的提升与年龄、斜视度呈负相关[15]。

六、影响接触镜应用的因素

Kappa 角的屈光计算表明，曲率性屈光参差更适合使用接触镜进行屈光矫正，而轴性屈光参差更适合用框架眼镜进行矫正[5]。但在实际临床调研中发现，影响屈光参差患者选择接触镜用于矫正视力的因素有很多。

对于年龄较小的患儿，多数家长偏向于验配框架眼镜，主要原因为接触镜对于患儿操作困难，其次是担心接触镜对眼部造成伤害。而部分患儿家庭愿意选择接触镜矫正，是由于患儿不配合屈光参差性弱视遮盖治疗，而特殊的接触镜遮盖片会带来更高的配合度，且视觉效果更优[16]。

对于成人选择接触镜的原因，有一项针对大学生的临床调研发现，选择接触镜矫正屈光参差的人群中，学科、性别、学历、经济能力都是影响其选择的因素[19]。在国外的一项调研中，发现对女性而言，软镜的颜色也是她们考虑是否配戴的因素之一，并且这种颜色偏好有种族地域差异[20]。在一项对比研究中发现，面对选择角膜切削术（PRK）还是接触镜时，广告对 17% 的接触镜患者产生影响，68% 的人因为成本相对低廉而选择接触镜。其中 32% 对隐形眼镜不耐受，13% 对镜片护理液不耐受而放弃继续配戴接触镜。选择接触镜的人群相对选择 PRK 的人群年龄更小，屈光度也更高[21]。

参考文献

[1] Lakshminarayanan V，Enoch JM，Knowles RA. Residual aniseikonia among patients fitted with one or two intraocular lenses（pseudophakic corrections）. Optom Vis Sci，1993，70（2）：107-110.

[2] Remole A. Anisophoria and aniseikonia：Part Ⅰ. The relation between optical anisophoria and aniseikonia.Optom Vis Sci，1989，66：659-670.

[3] Remole A，Robertson KM. Aniseikonia and Anisophoria，Current Concepts and Clinical Applications. Waterloo：Runestone Publishing，1996.

[4] Scheiman M，Wick B. Aniseikonia//Scheiman M，Wick B. Clinical Management of Binocular Vision：Heterophoric，Accommodative and Eye Movement Disorders. 4th ed. Philadelphia：Lippincott Williams & Wilkins，2014：517-546.

[5] Rabbetts RB. Bennett &Rabbetts' Clinical Visual Optics. 4th ed. Edinburgh：Elsevier/Butterworth Heinemann，2007.

[6] 姚克 . 关注先天性白内障的疾病相关基因研究 . 中华实验眼科杂志，2014，32（6）：481-484.

[7] Repka MX，Dean TW，Lazar EL，et al. Cataract surgery in children from birth to less than 13 years of age：baseline characteristics of the cohort. Ophthalmology，2016，123（12）：2462-2473.

[8] Hartmann EE，Stout AU，Lynn MJ，et al. Stereopsis results at 4.5years of age in the infant aphakia treatment study. Am J Ophthalmol，2015，159（1）：64-70.

[9] Lambert SR，Lynn MJ，Hartmann EE，et al. Comparison of contact lens and intraocular lens correction of monocular aphakia during infancy：a randomized clinical trial of HOTV optotype acuity at age 4.5years and clinical findings at age 5 years. JAMA Ophthalmol，2014，132（6）：676-682.

[10] Efron N，Lindsay R. Contact lenses continue to evolve. Clin Exp Optom，2017，100（5）：409-410.

[11] Li J，Hess RF，Chan LY，et al. Quantitative measurement

（二）远视性离焦诱导近视发生的机制研究：调节滞后理论受到挑战

周边远视性离焦是儿童近视发生的核心问题。目前近视机制研究的关键点非常明确：是什么导致了远视性离焦的发生？研究者们曾提出调节滞后可导致远视性离焦，认为近距离工作存在更多的调节，若调节量不够，远视性离焦可一直存在，从而诱导近视的发生。调节滞后理论试图对远视性离焦诱导近视发生的机制进行解释，但该理论缺乏现实依据支持。Mutti 等人进行纵向观察，结果发现，与正视眼相比，在发生近视的儿童中，并未在近视发生前或发生时检测到调节滞后，而是在近视发生后检测到。该研究提示，调节滞后并不能预测近视的发生，而且近视是原因，调节滞后才是结果。Berntsen 等人研究发现，调节滞后与近视进展无相关性，其对 6 ～ 11 岁近视儿童进行干预，在第一年随机使用单焦点镜片或周边相对正附加渐进多焦镜片（progressive addition lenses，PALs），第二年全部换成单焦点镜片，与单焦点镜片组比较，PALs 组的近视进展无明显临床差异，即 PALs 控制近视进展效果不佳。以上研究均是对调节滞后理论的质疑，所以相应的近视控制的机制还有待不断探讨，以改善调节为机制的近视干预手段的作用受到挑战。

三、目前现有的近视干预手段

大量随机对照试验（RCT）研究已经从不同角度分析了一些光学和药物干预手段对近视的控制效果，这些方法包括欠矫、硬性接触镜、多焦框架眼镜、角膜塑形镜、多焦软性接触镜和阿托品等。研究发现，欠矫、硬性接触镜和多焦框架眼镜对近视控制作用有限。应用光学方法控制近视的近期临床试验，如采用离焦软性接触镜（DISC）的近视增长（每年 0.11D）与采用渐进多焦框架眼镜的近视增长（每年 0.07 ～ 0.18D）相比，二者对近视进展有相似的延缓作用；将双焦镜片和基底朝内棱镜相结合，在预选的快速进展的近视人群中，在 2 年内显示出有良好的治疗效果，可延缓近视进展达 55%。角膜塑形镜、多焦软性接触镜和阿托品眼药水在近视控制中的作用引起更多的关注，同样对于其控制近视的机制也有待不断研究。此篇文章我们将重点了解软性接触镜在近视控制中的作用。

四、软性接触镜在近视控制中的作用

软性接触镜作为一种光学矫正手段，在临床应用多年。其经历了材料学上的不断进展，最初为水凝胶镜片，其后出现硅水凝胶镜片，透氧性是传统水凝胶镜片的 6 倍。在使用周期上，从每年更换，至频繁更换，直至出现日抛镜片，提倡的“越短越健康”的理念也是接触镜发展史上的进展。而在设计上的不断进展更是拓展了接触镜的临床应用范围，从矫正球性屈光不正至散光软镜的广泛应用以及老视人群中接触镜的应用，与此同时也在不断探究软性接触镜在近视控制中的价值。

近些年，软性接触镜在临床用于近视控制效果的观察，大多从镜片材料、镜片设计方面发展其特性，发挥其在近视控制中的作用。

接触镜的独特优点是随着眼睛的移动而移动，容易使镜片的平面与眼球的平面相吻合。故容易在视网膜平面形成一稳定的、大范围的屈光度的改变。这是其发挥近视控制作用的光学上的优势所在。

软性接触镜自20世纪70年代初以来就有关于延缓近视进展的作用的研究。一些研究认为，软性接触镜与框架眼镜相比可能导致近视进展加快，而其他研究则不支持这一点。更多研究认为，接触镜在控制近视进展方面优于框架眼镜。Atchision的研究也认为，球面接触镜相对于球面框架眼镜，能产生更多的周边视网膜的近视性漂移，理论上认为软性接触镜相对于框架眼镜，有更好的延缓近视进展的作用。但临床研究却也发现，普通的球面设计的软性接触镜对近视的控制效果不理想。更多的研究则认为，接触镜设计（包括多焦）可以使视网膜中央及较大范围的视网膜产生近视性离焦，多焦或非球面光学设计的软性接触镜显示了减缓近视进展的前景。

硅水凝胶镜片材料的出现是软性接触镜领域的一大进展，其将镜片材料的透氧性能大大提高，解决了缺氧导致的一系列并发症。同时因为镜片材料中有硅氟成分，镜片的弹性模量增加。有人观察了硅水凝胶镜片用于长戴对近视屈光度和角膜弧度的影响，观察镜片配戴 6 个月的结果发现，近视增加 0.50D 者，高透氧镜片配戴组仅为 5%，而低透氧组为 33%；近视减退 0.50D 者，高透氧组达 26%，低透氧组为 5%。这一短期的研究结果显示，透氧性能高的镜片材料在控制近视中更有优势。

一项历时 3 年的多中心前瞻性跟踪研究覆盖美国 284 名受试者，其中配戴硅水凝胶镜片者 230 名，配戴水凝胶镜片者 54 名，观察结论是硅水凝胶组的近视进展明显比水凝胶组缓慢。硅水凝胶镜片较普通水凝胶镜片延缓近视进展的原因，可能与镜片材质、透氧性能、配戴方式等有关。这些研究结果至少说明镜片材料对近视控制的效果是有影响的。

关于镜片的像差对近视发展的影响也有相关的研究。此研究的目的是探讨具有正球差的软性接触镜是否能延缓近视的进展。入选人群年龄 8 ～ 11 岁，（$n = 127$，主要为亚洲人）被随机分为对照组（球面设计）和试用软性日抛接触镜（正球差）组，为期至少 1 ～ 2 年（治疗阶段）。来自初始队列的受试者（$n = 82$）随后又被跟踪 1.5 年，同时配戴另一种球面接触镜作为戒断期。每 6 个月测量屈光度和眼轴。在治疗的第 1 年，镜片种类对眼轴增长具有统计学显著性影响（$P = 0.0409$）。在 6 个月和 12 个月时，配戴试验镜片组的眼轴增加比对照组分别少 0.11 mm（65.3%）和 0.14 mm（38.6%）。在 6 个月时，与对照组相比，配戴试验镜片组等效球镜进展低于 0.21D（54.0%）（$P < 0.05$），但在 12 个月屈光度降低无明显差异。研究发现，镜片类型（如球差的情况）并不是影响屈光不正变化的重要因素。

近年来，基于新材料和新技术的软性接触镜的进展，如同心圆双焦点软镜和周边附加多焦软镜等的出现，在控制儿童近视进展方面引起了人们极大的兴趣。同心圆双焦点软镜的光学区设计包括一个中心视远区，同时其周围有一系列近附加区。周边近附加软性接触镜由一个视远距离的中心区域组成，同时屈光度从中央到周边逐渐增加，以达到周边区域的相对正度数。用这些特殊设计的软性接触镜来控制近视均基于形成视网膜周边近视性离焦以及在光学区同时有近视性离焦刺激的机制。

这些设计的镜片相关的一些临床研究结果显示，特殊设计的软性接触镜由于设计上的差异，在控制近视进展方面的效果不尽相同。总结这些研究结果如下：研究所选人群为 6 ～ 18 岁的学龄儿童，近视度数在 4.00D、散光在 1.50D 以下，随访期从 6 个月至 24 个月不等，总体显示使用同心圆双焦和周边附加多焦设计的软性接触镜在控制近视方面有比较好的效果。与对照组相比，控制近视进展从 19% 至 72%、控制眼轴增长从 9% 至 79% 不等。

Walline 的研究是采用市场上比较多的用于老视矫正的中央视远设计的多焦软性接触镜，观察儿童配戴 2 年的近视屈光度和眼轴增长的情况。配戴人群为 8 ～ 11 岁儿童，球镜度数为 1.00D ～ 6.00D，散光为 1.00D 以下，镜片（(Proclear® multifocal “D”) 中央视远设计，近附加（ADD）为＋2.00D，中央 2.3 mm 直径的范围为球面，非球面区域渐进增加屈光度，直至 8.5 mm 的直径处。对照组是年龄和性别匹配的单焦接触镜（1-Day Acuvue®）配戴者。在基线、1 年后和 2 年后分别行 A 超和屈光度检查。结果显示，40 名参加者配戴了多焦软性接触镜，13 人没有提供完整的数据（5 人提供了 1 年的数据）。2 年时单焦接触镜和多焦接触镜屈光度增加分别为 1.03D 和 0.51D，眼轴增加分别为 0.41 mm 和 0.29 mm；多焦软性接触镜配戴使近视进展减少 50%，眼轴增长减少 29%。

Sankaridurg 的研究是通过使用软性接触镜减少视网膜周边相对远视，观察是否能减缓近视的进展。此研究的镜片由硅水凝胶镜片材料（基弧 8.6 mm，直径 14.2 mm；Lotrafilcon）制成。镜片有一个清晰的中央光学区域，以矫正视轴区的屈光不正，半径约 1.5 mm，在中心区外，镜片的屈光度逐渐增大，在 2 mm 半径处达到相对增加 1.00D，在周边治疗区边缘达到 2.00D（总治疗区直径 9 mm）。配戴人群为 7～14 岁的儿童，近视度数为 0.75～3.50D，散光小于 1.00D，随访 12 个月，与另一组在年龄、性别、屈光不正、眼轴、父母近视情况匹配的单纯配戴框架球镜组进行比较。在调整了父母近视、性别、年龄、基线球镜度数和依从性等因素后，配戴新型接触镜组近视进展 0.57D，而框架眼镜组为 0.86D，接触镜组和框架眼镜组眼轴长度分别增加 0.27 mm 和

0.40 mm；12 个月时，配戴框架眼镜的眼有 59.4% 进展至少 0.75D，而接触镜组的眼仅有 28.6%，这种以减少周边远视性离焦的软性接触镜的设计可以改变中心屈光的发育，降低近视的进展率。

对于其机制，检查的结果证实，配戴框架眼镜后在视网膜鼻、颞侧会增加相对远视量。而配戴这种特殊设计的新型接触镜可减少视网膜周边远视量，鼻侧最明显，且在更接近视轴的有效周边治疗区产生更大范围的降低远视的效果，以及更普遍、更大范围的持续近视性刺激。

另一关于离焦软性接触镜（DISC）的课题目的是想了解特殊设计的软镜是否减缓儿童近视的进展。此实验的依据是小鸡的研究表明，视轴区同时合并近视性离焦的双功效透镜可以减少近视的增长。假设人眼正视化是由远视性和近视性离焦之间的平衡调节的，这种平衡的破坏导致屈光不正：环境近视性离焦不足可能会导致近视，而过度的近视性离焦可能会导致远视。DISC 的设计采用瞳孔区同心交替存在远距离矫正和近视性离焦区域，远距离矫正区提供清晰的视力，而离焦区同时存在持续的视网膜上近视性离焦。

此研究纳入了 221 例 8 ～ 13 岁儿童，进行了 2 年双盲随机对照试验，近视度数为 1.00 ～ 5.00D，散光 ≤ 1.00D，受试者随机分为 DISC 组（n = 111）和单焦软镜组（n = 110）。DISC 镜片包含同心圆环，同时伴近视性离焦量达 2.50D，与正常远距离矫正交替存在。每隔 6 个月测量一次屈光度和眼轴长度。2 年共完成研究 128 例，DISC 组 65 例，单焦软镜组 63 例。DISC 组儿童近视进展较单焦软镜组慢 25%（0.30D/ 年 *vs.* 0.40D/ 年）；与单焦软镜组相比，DISC 组儿童眼轴增长率较低（0.13 mm/ 年 *vs.* 0.18 mm/ 年）。治疗效果与 DISC 组配戴时间呈正相关。研究结果表明，同时清晰的视力和持续的近视性离焦可以延缓近视的进展。

另一项研究也是采用同心圆设计的软性接触镜，这一随机双盲临床试验的结果证明了 MiSight 软性接触镜长期延缓近视进展的有效性。在四个国家的四个研究地点进行了为期 3 年的双盲随机临床试验。近视儿童（球面等效屈光度 0.75 ～ 4.00D，散光 ＜ 1.00D）年龄 8 ～ 12 岁，无接触镜经验，受试者均按年龄、性别和种族进行配对，随机分为日抛接触镜（MiSight）和对照（日抛，omafilcon A），测试产品 MiSight 和对照镜片都是 omafilcon A 材料的软性接触镜，镜片材料和整体几何形状均较一致，仅接触镜的光学设计不同。主要的观察指标是睫状肌麻痹下等效球镜度数和眼轴的变化。75.5%（109/144）的受试者完成了临床试验（53 例试验组，56 例对照组）。等效球镜度数变化试验组和对照组分别为 0.51±0.64D 和 1.24±0.61D。眼轴变化试验组和对照组分别为 0.30±0.27 mm *vs.* 0.62±0.30 mm。试验组在控制近视度数和眼轴进展方面均优于对照组。

这种光学设计的镜片目的是在完全矫正中心屈光度的同时有在视线各个方向上的近视性离焦。这种同步光学通常在透镜光学的区域设计中使用同心

[51] Cheng X, Xu J, Chehab K, et al. Soft Contact Lenses with Positive Spherical Aberration for Myopia Control. Optom Vis Sci, 2016, 93 (4): 353-366.
[52] Walline JJ, Greiner KL, McVey ME, et al. Multifocal contact lens myopia control. Optom Vis Sci, 2013, 90(11): 1207-1214.
[53] Sankaridurg P, Holden B, Smith E 3rd, et al. Decrease in rate of myopia progression with a contact lens designed to reduce relative peripheral hyperopia: one-year results. Invest Ophthalmol Vis Sci, 2011, 52 (13): 9362-9367.
[54] Lam CS, Tang WC, Tse DY, et al. Defocus Incorporated Soft Contact (DISC) lens slows myopia progression in Hong Kong Chinese schoolchildren: a 2-year randomised clinical trial. Br J Ophthalmol, 2014, 98 (1): 40-45.
[55] Chamberlain P, Peixoto-de-Matos SC, Logan NS, et al. A 3-Year Randomized Clinical Trial of MiSight Lenses for Myopia Control. Optom Vis Sci, 2019, 96 (8): 1.
[56] Li SM, Kang MT, Wu SS, et al. Studies using concentric ring bifocal and peripheral add multifocal contact lenses to slow myopia progression in school-aged children: a meta-analysis. Ophthalmic Physiol Opt, 2017, 37 (1): 51-59.

11 多焦点软性接触镜的近视防控作用

近视是世界上导致视力缺失最常见的原因，带来了沉重的社会负担。在美国，学龄儿童近视率在40%左右，而东亚，尤其是中国，中学生近视率可能超过80%。高度病理性近视还可能并发各种致盲性眼病，如青光眼、视网膜脱离、脉络膜退化等。

临床工作中，框架镜［单光镜、双光镜、渐进多焦点镜（PALs）］、接触镜［单焦软镜、多焦软镜、OK镜、硬性透气性接触镜（RGP）］和药物（阿托品、哌仑西平）等已大量运用于近视防控。检索文献得知，PALs的近视控制效果非常小，甚至没有。阿托品近视控制效果比较好，但是需要长期使用，而长期使用后累积副作用不明确。综合考虑安全性和有效性后，还没有非常好的近视控制方法。

近年来，研究发现，不只中央黄斑区的视觉信号影响眼球生长，周边区视觉信号也有作用。基于此，多焦点软性接触镜（MFSCLs）出现了。一般来说它有两个焦点，一个在视网膜上，一个在视网膜前。理论上，视网膜前的焦点能抑制眼球增长，而这已被最新的动物实验和临床研究证实。

可能原因是镜片中央区薄，光学区与周边薄边不能形成足够的厚度差异，那么是否可以把双边削薄设计得更薄来改善稳定性仍有待进一步研究。有研究还发现，90° 和 180° 轴位的散光镜片在瞬目引起的旋转方面没有差异[40]。

（三）影响旋转性的眼睑因素研究

金的研究发现，眼睑因素中最影响接触镜稳定性的是睑裂高度。睑裂高度越大，越容易往鼻侧旋转；小睑裂高度稳定性更高。眼睑（尤其上睑）角度与镜片旋转方向有关。正角（positive angle）是指眼睑位置颞侧高于鼻侧，外眦高于内眦；负角（negative angle）是指眼睑位置鼻侧高于颞侧，内眦高于外眦。研究认为正角更常见，约占 80%，与镜片向颞侧旋转有关[40]。棱镜垂重设计镜片，负镜片度数越高越不稳定，可能原因是较厚的边缘与上睑相互作用更多。GraemeYoung 对 45 例配戴一种棱镜垂重设计的频繁更换型镜片的患者进行研究发现[27]，眼睑的倾斜角度明显影响镜片的旋转，小睑裂使镜片配适更稳定，镜片的松紧影响旋转性。Wong MK 等分析香港华人配戴一种散光软镜的结果提示，约 40% 的人因为配戴松而不成功，这是中国人的角膜曲率偏陡造成的；另外还发现，水平可见虹膜直径和睑裂高度对配适无显著影响[41]。Holden 提出大睑裂更适合大直径小截边（1 ～ 1.5 mm）的设计，小睑裂更适合小直径大截边（1.5 ～ 2.5 mm）的设计[37]。Jurkus 等发现，四种不同设计的散光软镜［前环曲＋棱镜

(二)各种散光软镜的临床旋转性研究

金婉卿等的研究认为，球镜度数与颞侧旋转恢复速度呈相关性，负的球镜度数绝对值越小，恢复速度越快[32]。Ames 等对前表面棱镜垂重设计的散光软镜（Bausch & Lomb Optima Toric）进行研究发现，镜片旋转与镜片的球镜柱镜处方无关[34]。Morgan 等对 Bausch & Lomb SofLens 66 Toric 散光软镜进行研究发现，31 名受试者中有 28 名 6 点的刻印标记旋转在 10° 以内[35]。Gundel 对双边削薄设计的 CIBA Torisoft（前表面环曲）镜片进行研究发现，旋转的量也受散光轴位的影响，逆规散光最少，顺规散光其次，斜轴散光最多，他提出 90° 轴位镜片旋转最少是因为厚子午线与上睑平行[36]。Holden 对前表面或后表面环曲、棱镜垂重、截边设计也曾得出类似结论[37]。Castellano 等发现，配戴 CIBA Torisoft 的 72 名患者中，旋转平均小于 6.3°，即有较小的鼻侧旋转，而与屈光不正球镜度数、角膜散光的轴位无关；旋转量最低为远视镜片，约 7.3°，最高为低度近视镜片，旋转度数是 14.3°[38]。在低度屈光不正配戴者中，镜片的旋转相对少，矫正视力也较稳定，这可能是由于较薄的镜片减少了镜片与眼睑的相互作用力，从而相对提高了镜片的稳定性；旋转度数较大并不是由高散光引起的，可能与眼睛的散光类型或眼睑形态等相关[39]。Castellano 等对－1.00DC 和－1.75DC 两个散光度进行比较，发现镜片旋转差异无统计学意义，认为低度近视散光患者不适合配戴双边削薄设计的散光软镜，度数越低越不稳定[38]，

of interocular suppression in anisometropic amblyopia：a case-control study. Ophthalmology，2013，120（8）：1672-1680.

[12] American Academy of Ophthalmology，Amblyopia Preferred Practice Pattern. 2017.

[13] Autrata R，Krejčířová I，Griščíková L，et al. Refractive Surgery in Children with Myopic Anisometropia and Amblyopia in Comparison with Conventional Treatment by Contact Lenses. Cesk Slov Oftalmol，2016，72（2）：12-19.

[14] Roberts CJ，Adams GG. Contact lenses in the management of high anisometropic amblyopia. Eye（Lond），2002，16（5）：577-579.

[15] Garcia-Romo E，Perez-Rico C，Roldán-Díaz I，et al. Treating amblyopia in adults with prosthetic occluding contact lenses. Acta Ophthalmol，2018，96（3）：e347-e354.

[16] Anderson JE，Brown SM，Mathews TA，et al. Opaque contact lens treatment for older children with amblyopia. Eye Contact Lens，2006，32（2）：84-87.

[17] Fulk GW，Cyert LA，Parker DE，et al. The effect of changing from glasses to soft contact lenses on myopia progression in adolescents. Ophthalmic Physiol Opt，2003，23（1）：71-77.

[18] 秦雯，赵同领，陈科，等.大学生对近视性屈光不正矫正方法的选择.现代医药卫生，2016，14：2012-2122.

[19] 秦雪，张鹏，魏倩，等.大学生接触镜佩戴情况及影响因素分析.中国公共卫生，2014，30（4）：507-508.

[20] Gaume A，Prager TC，Bergmanson JP，et al. Opaque contact lens color choices among women of different ethnic groups. Eye Contact Lens，2003，29（2）：93-95.

[21] Naroo SA，Shah S，Kapoor R. Factors that influence patient choice of contact lens or photorefractive keratectomy，J Refract Surg，1999，15（2）：132-136.

的验配复杂，目前仍存在一些临床问题：①散光软镜的配适成功最好的方法是进行试戴，再根据散光软镜的验配法则计算出配戴者的准确参数[7-10]，掌握这一验配技术也需要一定的学习过程和验配经验。②目前临床应用的镜片与以往研究的镜片有一定时间上的差异，两者可能有设计上的微小区别造成配适差异，另外，在临床上的应用比较上也有一定数量上的限制[11-13]。③同样验配标准下，不同个体间配戴散光软镜后矫正效果也有差异[14]。④散光软镜比球面软镜价格更高，验配前的配戴者宣教很重要，要合理降低他们的配戴期望值。

二、散光软镜的各种设计方法和特点

关于散光软镜旋转稳定性的设计，主要有两个临床目标：一是使散光轴向稳定在合适的轴位以及在瞬目前后的旋转量达到最少；二是如果散光软镜的轴位有旋转，通过设计来让它相对稳定地旋转在同样的一个位置，这样，就可通过进行轴位的补偿来实现镜片轴向相对稳定，从而有好的矫正视力。

目前散光软镜的设计方法主要有：棱镜垂重设计、周边棱镜垂重设计、双边削薄设计、截边设计、边缘偏心设计、后环曲面设计以及几种设计结合的综合设计。最传统的散光软镜稳定设计主要原理是棱镜垂重的方法。

12 散光软镜的设计和临床应用进展

一、背景

近年来，散光软镜设计和制造工艺的改进，以及新的硅水凝胶材料的研发，提高了散光软镜的透氧性和安全性，从而使频繁更换型、日抛型等散光软镜的临床应用越来越广泛，也被临床工作者所重视。以往研究认为，配戴接触镜矫正低中度散光的患者中，配戴散光软镜的患者的低对比度视力（LCVA）和高对比度（HCVA）视力显著优于配戴球面软镜的患者[1-3]。但是在临床统计中发现，散光软镜验配比例远远低于散光在屈光不正人群中所占的比例。在正常人群中，单眼散光大于0.75D需矫正的人约占47.4%[4-5]。欧洲的一项研究表明，在所有软镜配戴人群中，散光软镜配戴者约占25%（其中俄罗斯最低，占6%，葡萄牙最高，占48%）[6]。我国软镜配戴人群近年来显著增加，但散光软镜配戴者比例仍然很低，主要原因归于：①一些设计的散光软镜的验配需要更多的时间和更好的验配技术；②散光轴向的不稳定性影响视觉效果；③散光度数造成的镜片厚薄不均匀影响配戴舒适度；④原先的镜片设计等问题。另外，在临床应用上，散光软镜的验配比球面软镜

induced by imposed local refractive error despite active accommodation. Vision Res，1997，37（6）：659-668.
[19] Smith EL 3rd，Hung LF，Huang J. Relative peripheral hyperopic defocus alters central refractive development in infant monkeys. Vision Res，2009，49（19）：2386-2392.
[20] Liu Y，Wildsoet C. The effect of two-zone concentric bifocal spectacle lenses on refractive error development and eye growth in young chicks. Invest Ophthalmol Vis Sci，2011，52（2）：1078-1086.
[21] Li SM，Li SY，Liu LR，et al. Peripheral refraction in 7- and 14-year-old children in central China：the Anyang Childhood Eye Study. Br J Ophthalmol，2015，99（5）：674-679.
[22] Mutti DO，Sholtz RI，Friedman NE，et al. Peripheral refraction and ocular shape in children. Invest Ophthalmol Vis Sci，2000，41（5）：1022-1030.
[23] Mutti DO，Hayes JR，Mitchell GL，et al. Refractive error，axial length，and relative peripheral refractive error before and after the onset of myopia. Invest Ophthalmol Vis Sci，2007，48（6）：2510-2519.
[24] Wildsoet CF. Active emmetropization—evidence for its existence and ramifications for clinical practice. Ophthalmic Physiol Opt，1997，17（4）：279-290.
[25] Liu Y，Wildsoet C. The effective add inherent in 2-zone negative lenses inhibits eye growth in myopic young chicks. Invest Ophthalmol Vis Sci，2012，53（8）：5085-5093.
[26] Kang P，Swarbrick H. Peripheral refraction in myopic children wearing orthokeratology and gas-permeable lenses. Optom Vis Sci，2011，88（4）：476-482.
[27] 陈志，瞿小妹，周行涛．角膜塑形镜对周边屈光度的影响及其作用机制．中华眼视光学与视觉科学杂志，2012，14（2）：74-78.
[28] Wang B，Naidu RK，Qu X. Factors related to axial length elongation and myopia progression in orthokeratology practice. PLoS One，2017，12（4）：e0175913.
[29] Gwiazda J，Thorn F，Bauer J，et al. Myopic children show insufficient accommodative response to blur. Invest Ophthalmol Vis Sci，1993，34（3）：690-694.

[8] He M, Zeng J, Liu Y, et al. Refractive error and visual impairment in urban children in southern china. Invest Ophthalmol Vis Sci, 2004, 45 (3): 793-799.

[9] Pan CW, Ramamurthy D, Saw SM. Worldwide prevalence and risk factors for myopia. Ophthalmic Physiol Opt, 2012, 32 (1): 3-16.

[10] Zhou Z, Ma X, Yi H, et al. Factors Underlying Different Myopia Prevalence between Middle-and Low-income Provinces in China. Ophthalmology, 2015, 122 (5): 1060-1062.

[11] Pan CW, Chen X, Gong Y, et al. Prevalence and causes of reduced visual acuity among children aged three to six years in a metropolis in China. Ophthalmic Physiol Opt, 2016, 36 (2): 152-157.

[12] Guo X, Fu M, Lu J, et al. Normative distribution of visual acuity in 3- to 6-year-old Chinese preschoolers: the Shenzhen kindergarten eye study. Invest Ophthalmol Vis Sci, 2015, 56 (3): 1985-1992.

[13] Multi-Ethnic Pediatric Eye Disease Study Group. Prevalence of myopia and hyperopia in 6- to 72-month-old African American and Hispanic children: the multi-ethnic pediatric eye disease study. Ophthalmology, 2010, 117 (1): 140-147.

[14] You X, Wang L, Tan H, et al. Near Work Related Behaviors Associated with Myopic Shifts among Primary School Students in the Jiading District of Shanghai: A School-Based One-Year Cohort Study. PLoS One, 2016, 11 (5): e0154671.

[15] Lin Z, Vasudevan B, Jhanji V, et al. Near work, outdoor activity, and their association with refractive error. Optom Vis Sci, 2014, 91 (4): 376-382.

[16] He M, Xiang F, Zeng Y, et al. Effect of Time Spent Outdoors at School on the Development of Myopia Among Children in China: A Randomized Clinical Trial. JAMA, 2015, 314 (11): 1142-1148.

[17] Wallman J, Winawer J. Homeostasis of eye growth and the question of myopia. Neuron, 2004, 43 (4): 447-468.

[18] Diether S, Schaeffel F. Local changes in eye growth

编者名单

主　编　谢培英

编　者（按姓氏笔画排序）

吕　帆　温州医科大学附属眼视光学院/医院

刘陇黔　四川大学华西医院

杨　晓　中山大学中山眼科中心

迟　蕙　北京远程视觉视光眼科门诊

张姗姗　博士伦眼睛护理产品有限公司

陈远聪　博士伦眼睛护理产品有限公司

范　铎　博士伦眼睛护理产品有限公司

金婉卿　温州医科大学眼视光学院/医院

钟兴武　中山大学中山眼科中心　海南省眼科医院

黄　辉　博士伦眼睛护理产品有限公司

谢　昕　博士伦眼睛护理产品有限公司

谢培英　北京远程视觉视光眼科门诊

瞿小妹　复旦大学附属眼耳鼻喉科医院

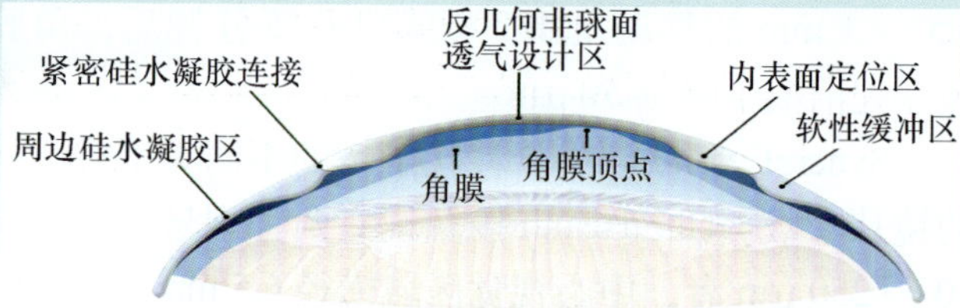

图 13-1　SynergEyes 软硬结合性接触镜的模拟设计图

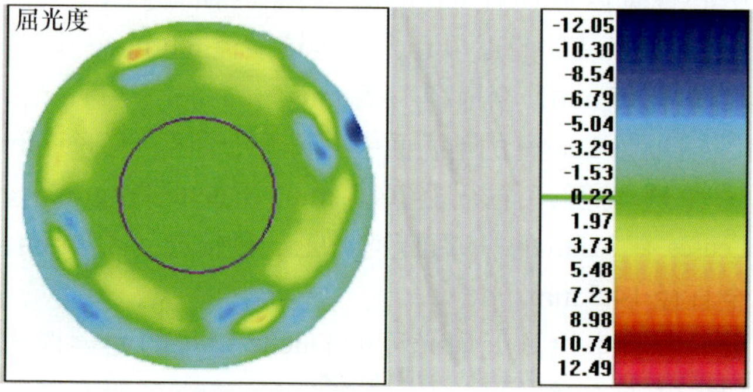

图 13-2a　无屈光度 Duette 接触镜的光学相对屈光度变化图

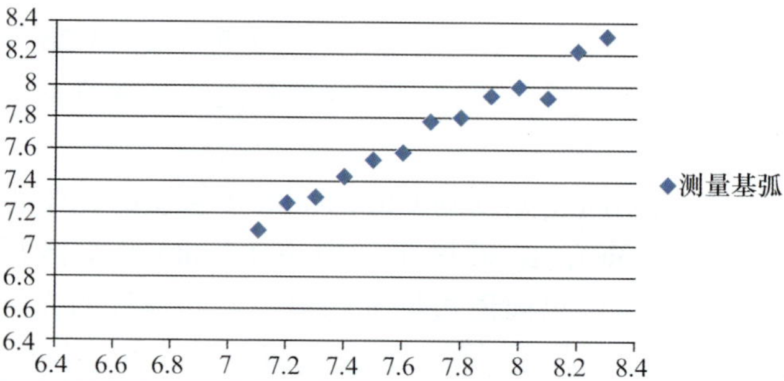

图 13-2b　无屈光度的 Duette 接触镜的标记基弧值与实际测量基弧值的关系

0.5 ～ 1 mm 的移动范围。配戴 3 ～ 5 分钟后，角膜顶点处泪液下降至 50 μm。

SynergEyes 软硬结合性接触镜的不同类型有不同的镜片参数。UltraHealth 接触镜有两种型号：①拱高 50 ～ 250 μm 者，中心视觉区域横径 6.5 mm，硬镜区横径 8.5 mm，全横径 14.5 mm，周边曲率半径 8.7 mm/8.4 mm/8.1 mm/7.9 mm。②拱高 300 ～ 550 μm 者，中心视觉区域横径 6.0 mm，其他区横径同第一种。UltraHealth FC 的正中心光学区域横径 6.0 mm，硬镜区横径 8.5 mm，全横径 14.5 mm。

Duette Lenses 的前表面中央属于光学区，有 8.5 mm 硬性透气区，全直径 14.5 mm；Duette Progressive Lenses 有 3 mm 的非球面光学中心，硬镜透气区 7 mm，全直径 14.5 mm。

实验室检测无屈光度的 Duette 镜片的光学性质（图 13-2a），结果显示，中央 6 mm 光学区屈光度分布相对均匀。中央到周边屈光度呈增加趋势，变化范围在 0.25D 之内，连接处屈光度数相对多变，连接处之外的软镜显示相对更负的屈光度；图 13-2b 提示实际测量基弧与原标记参数基弧无统计学意义上的区别。

检测不同屈光度的 UltraHealth 接触镜的光学性质（图 13-3a），结果显示，中央 4.5 mm 光学区屈光度分布呈中央向周边增加趋势，不同镜片的光学区屈光度变化程度不同，连接处屈光度数相对多变，连接处之外的软镜显示相对更负的屈光度。图 13-3b 提示，实际中心 4.5 mm 内的平均屈光度与原标记参第三代结合性接触镜，即 SynergEyes 镜片问世，其拥有牢固的 RGP 与软镜的连接及高透氧性（Dk 达 100），另外，镜片拥有多个 RGP 基弧、屈光度可供选择，在参数上有更多的选择，以便找到最适合患者的镜片[3]。

SynergEyes 是唯一的高性能、技术先进的接触镜公司，SynergEyes 软硬结合性接触镜为散光、老视和不规则角膜患者也提供了一个更佳的视觉选择。SynergEyes 结合性接触镜有多种：UltraHealth 结合性接触镜，是最新的治疗圆锥角膜的镜片；UltraHealth FC 结合性接触镜，是治疗屈光手术后角膜不规则和角膜外伤后的镜片；Duette 结合性接触镜，是可以获得更清晰视觉的接触镜，老视后随时随处均可聚焦（如 Duette Progressive），老视可以看到任何距离的物体（如 Duette Multifocus）。

三、SynergEyes 镜片的参数特点与实验室检测

SynergEyes 软硬结合性接触镜具有高 Dk 透气性中心、高硅水凝胶聚水能力、防止紫外线等功能，对于不规则角膜，从角膜顶点到周边依次是反几何非球面透气设计区、内表面定位区、紧密硅水凝胶连接处、软性缓冲区、周边硅水凝胶区（图 13-1）。前两者是气体交换区，硬性设计，属光学区域；后两者为硅水凝胶材质，软性设计。该接触镜的理想配适为：配戴后角膜顶点处泪液达 150 ～ 200 μm，内表面定位区有一层薄的泪液，软性区每次眨眼时有

锥角膜或透明边缘角膜变性引起的不规则散光的标准治疗方案，相对于框架镜、软镜而言，它可以获得最好的视力及提高生活质量[14]。随着圆锥角膜病情的进展，RGP 中心定位变差，不舒适程度增加，过多不规则散光也不能全矫[15]。另外，也有很多患者无法耐受其不适感，尤其是非常陡峭或极不规则角膜患者，最终放弃了配戴 RGP 镜片，选择角膜移植术或者框架眼镜。然而随着软硬结合性接触镜的出现，可以考虑选择这种特殊设计的接触镜，它可以克服 RGP 的大部分缺点，又可以发挥软镜的舒适性和稳定性，是患者放弃 RGP 后的最佳选择。而 SynergEyes 结合性接触镜也是不能耐受或配戴 RGP 的圆锥角膜或透明边缘角膜变性患者重建视力的有前景的选择[3]。

（二）SynergEyes 镜片的出现

SynergEyes 镜片是第三代（最新）软硬结合性接触镜，是硅水凝胶软性镜片与 RGP 的结合，是一种用来替代 RGP 治疗圆锥角膜或透明边缘角膜变性或延迟进行穿透性角膜移植手术的很好的方法。Saturn Ⅱ是第一代结合性接触镜，伴随有大比例的不舒适及角膜新生血管的产生，主要是由于配戴过紧和低透氧系数（Dk）的材料组成。SoftPerm 镜片是第二代软硬结合性接触镜，采用了相同的设计及材料，加大了直径并改进了周边设计，促使更好的泪液循环，但结膜巨乳头、慢性缺氧、RGP 与软镜连接部分分离的发生率增大。为了克服前两代的缺点，

18 岁，57.4% 的患者发病年龄小于 30 岁。而 RGP 的普及可明显改善圆锥角膜患者的矫正视力，推迟角膜移植时间[9]。另有文献报道，患病男女比为 1：2～2.5：1.0[10-11]，该研究中确诊圆锥角膜的平均年龄是 26.00±8.91 岁。

另一项研究显示，亚裔人群发病（22.3±6.5 岁）比白种人（26.5±8.5 岁）要早[12]，该研究中，66.2% 的圆锥角膜患者选择配戴 RGP，22.1% 选择框架镜，这与国际上报道的接触镜配戴比例 74%、框架镜 16% 有一定的差异[5]，但 66.2% 的配戴率也表明 RGP 得到了普及且成为圆锥角膜治疗的首要方式，60% 的圆锥角膜眼配戴 RGP 可获得 LogMAR 最佳矫正视力小于 0.14（标准对数视力 0.72），可见通过配戴 RGP 能明显提高患者的视力。行角膜移植术的患者比例为 11.8%。另外，Georgiou 等[13]的研究认为，亚裔人群圆锥角膜发病较白种人更严重。

二、SynergEyes 镜片的历史发展状况

（一）软硬结合性镜片的需求

对于圆锥角膜患者，初期框架镜即可满足视力，当有不规则角膜散光，则需要接触镜来重建视力，接触镜的类型选择取决于疾病的分期和严重程度，软镜、环曲面软镜可满足早期疾病引起的近视及规则散光，随着疾病的进展，RGP 和特殊接触镜（混合性接触镜、巩膜镜、piggyback 镜等）可以改善不规则散光，提高矫正视力。RGP 至今为止是圆

一、圆锥角膜的国内外现状

（一）国际上关于圆锥角膜的发病比例和临床处理比例统计学数据

从国外数据分析，世界范围普通人群的患病率为0.5‰～2.3‰[4]，主要分布是：欧美0.1‰～0.5‰，日本0.7‰～0.8‰，中国0.4‰[5]，俄罗斯0.3/100000，印度中部2300/100000，整个印度为5200/100000[6-7]。有两项来自联合国的调查报告指出，亚洲圆锥角膜发生率是白种人的4.4～7.5倍，很大原因可能是种族差异。一项国外研究显示，5520例圆锥角膜患者接受7年随访，其中46%的病例为男性，53%为女性。有家族史的患者占6%～21.74%，该病在青春期即发病，其中有1200/5520的患者选择配戴接触镜，其中59%的患者选择配戴RGP镜片，是因为RGP有较好的屈光矫正，但是，在选择RGP的患者中，有45%的患者抱怨不舒适，41%的患者选择了配戴软镜，因为软镜的舒适度佳。最后，有44%的患者不能忍受接触镜而最后选择手术治疗[8]。

（二）关于亚裔和国内的圆锥角膜报道

一项来自国内的研究收集了天津医科大学眼科医院就诊的圆锥角膜患者68例，其中男性46例，女性22例。统计发现，该研究人群中圆锥角膜患病比例男性（67.6%）高于女性（32.4%），圆锥角膜男女患病比为2.09：1.00，圆锥角膜确诊时的平均年龄是26.00±8.91岁，10.3%的患者发病年龄小于垂重（Bausch & Lomb Optima Toric），后环曲＋棱镜垂重＋双边削薄（Wesley-JessenOptifIt 2 Toric），前环曲（CIBA Vision Torisoft），后环曲（Sola Barnes-Hindsignature）］在瞬目时旋转稳定性没有显著差异[42]。他们认为，瞬目运动和镜片-眼睑相互关系是决定镜片稳定性最重要的因素。

（四）旋转度数与旋转方向和旋转稳定性之间的相关性

整体配适相对偏松时，鼻侧旋转恢复速度更快，镜片活动度大，定位欠佳，但颞侧的旋转恢复速度也相对更快；整体配适相对偏紧时，鼻侧旋转恢复速度更慢。旋转方向在颞侧时的旋转度数相对低于鼻侧旋转时的旋转度数。旋转度数越大，旋转的稳定性也越差[32]。

五、散光软镜对视觉功能和视力的影响

（一）对视觉功能的影响

散光软镜光学区的棱镜设计如果只应用在其中一只眼，可能引起垂直方向双眼视觉异常[43-44]。Nisson 等人发现，非双侧配戴棱镜垂重设计散光软镜会有不适或重影[45]。但 Con 等人的研究发现，双眼同时视的前提下，患者能在 5 分钟内适应垂直棱镜[46]。然而，如果有垂直隐斜的患者配戴光学区棱镜垂重设计的散光软镜，可能会使其垂直隐斜增加到表现出临床症状的量，此类患者周边棱镜垂重设计或者双边削薄设计散光软镜可能会更适合。

（二）对视力的影响

1. 镜片的配适状态可能引起视物模糊：偏陡配适会更稳定，但影响中央区视力；平坦配适运动性更好，但可能影响周边区视力。

2. 紧的镜片可能停在偏离轴向的位置，引起持续模糊；松的镜片可能引起瞬目时的旋转，导致视力不稳定；松的镜片可能导致旋转恢复速度更慢。

3. 视力和稳定性如果比框架镜差，可能与散光软镜本身的材料和光学特性有关，且散光软镜验配失败的概率比球面软镜高。Tomlinson 等对 4 人分别配戴框架镜和散光软镜［棱镜垂重（Bausch & Lomb Optima Toric）和双边削薄（CIBA Vision Torisoft）］的瞬目后对比敏感度进行研究发现，框架镜最佳，散光软镜其次，且 Optima Toric 优于 Torisoft。其中 2 人配戴棱镜垂重设计散光软镜的镜片移动度和旋转度更小，另外 2 人对两种设计的散光软镜镜片移动度和旋转度结果相近[31]。

六、散光软镜特殊设计引起的缺氧问题考虑

棱镜量的增加会引起透氧性下降，取决于棱镜的量和棱镜添加在镜片中的方式。棱镜可设计在镜片中央或者周边，可能引起下方和中央区透氧性下降；棱镜也可能只设计在镜片的透镜周边部分。棱镜垂重设计可通过把镜片下方周边区设计得更薄或更舒适的斜切角设计，来提高舒适度。对传统非硅

[4] Young G，Sulley A，Hunt C. Prevalence of astigmatism in relation to soft contact lens fitting. Eye Contact Lens，2011，37：20-25.
[5] Hashemi H，Fotouhi A，Yekta A，et al. Global and regional estimates of prevalence of refractive errors：Systematic review and meta-analysis. J Curr Ophthalmol,2017,30（1）：3-22.
[6] Morgan PB，Efron N，Woods CA. An international survey of toric contact lens prescribing. Eye Contact Lens，2013，39（2）：132-137.
[7] Monten JR. Corneal topographic alterations in normal contact lens wears. Opthalmology，1993，100：128.
[8] 齐艳华，廉井财，邓伟，等 . 正常戴角膜接触镜患者的角膜地形图的变化 . 眼科，1997，6（4）：195-196.
[9] Wang X，McCulley JP，Bowman RW，et al. Time to resolution of contact lens-induced corneal warpage prior to refractive surgery. CLAO J，2002，28（4）：169-171.
[10] Yeniad B，Yigit B，IsseverH，et al. Effects of contact lenses on corneal thickness and corneal curvature during usage. Eye Contact Lens，2003，29（4）：223-229.
[11] 杨晓，龚向明，魏玲，等 . 过夜配戴角膜塑型镜后角膜曲率及角膜厚度的变化 . 眼视光学杂志，2000，2（1）：14-17.
[12] 杨晓，龚向明 . 角膜矫形学 . 中国实用眼科杂志，1999，24：128-144.
[13] 于靖，陈辉，宫俊芳 . 短期配戴角膜接触镜对角膜形态和厚度的影响 . 眼视光学杂志，2006，8（4）：249-251.
[14] Budak K，Hamed AM，Friedman NJ，et al. Preoperative screening of contact lens wearers before refractive surgery. J Refract Surg，1999，25（8）：1080-1086.
[15] Hanks AJ. The watermelon seed principle. CL Forum，1983.
[16] Young G，Mcllraith R，Hunt C. Clinical evaluation of factors affecting soft toric lens orientation. Optom Vis Sci，2009，86（11）：E1259-1266.
[17] Jurkus J，Tomlinson A，Gilbault DC，et al. The effect of fit and parameter changed on soft lens rotation. AM J Optom Physiol Opt，1979，56（12）：734-736.

水凝胶散光软镜配戴者的一项研究发现，下方角膜透氧量只有上方角膜的1/2～1/3[41]。Forister预测硅水凝胶散光软镜的透氧性会增强[47]。研究报道的Dk/t理论值与镜片戴在人眼上的临床数据并不一致，配戴在人眼的透氧率更高可能与镜片运动及侧方弥散有关[48]。也有报道称棱镜垂重设计可减少干眼症状，因为镜片更厚且棱镜基底向下方泪小点反向移动，泪液引流减少，此结果有待进一步研究验证[20]。

各项临床研究都有一定的限制和区别，包括镜片的类型、人种的不同、镜片的设计参数、数量的有限等，不同的眼部特征结合不同的镜片设计，在临床上会有不同的结果。比较完整的观点认为，眼睛的形态和镜片的配适特征共同影响了散光软镜的验配，这种观点为我们临床工作者在散光软镜的验配中提供了一定的参考价值，从而更好地指导散光软镜的临床验配。

参考文献

[1] Richdale K，Berntsen DA，Mack CJ，et al. Visual acuity with spherical and toric soft contact lenses in low-to moderate-astigmatic eyes. Optom Vis Sci，2007，84：969-975.
[2] Cho P，Cheung SW，Charm J. Visual outcome of Soflens Daily Disposable and Soflens Daily Disposable for astigmatism in subjects with low astigmatism. Clin Exp Optom，2012，95：43-47.
[3] Cox SM，Berntsen DA，Bickle KM，et al. Efficacy of Toric Contact Lenses in Fitting and Patient-Reported Outcomes in Contact Lens Wearers.Eye Contact Lens，2018，44Suppl 1：S296-S299.